全国高等医药院校医学检验技术专业第四轮规划教材

临床生物化学检验实验指导

第4版

（供医学检验技术专业使用）

主　编　姜旭淦　李　艳

副主编　沈财成　王太重　曾方银　马　洁

编　者　（以姓氏笔画为序）

马　洁（江苏大学医学院）

王太重（右江民族医学院）

龙腾镶（迈克生物股份有限公司）

宁兴旺（湖南中医药大学第一附属医院）

伦立民（青岛大学附属医院）

刘松梅（武汉大学中南医院）

李　艳（吉林医药学院）

李彦魁（陕西中医药大学）

吴立山（宁波美康盛德医学检验所）

沈财成（温州医科大学）

张　涛（遵义医科大学）

胡正军（浙江省中医院）

姜旭淦（江苏大学医学院）

顾锡娟（南通大学杏林学院）

郗　娟（湖北中医药大学）

高　菲（厦门大学附属成功医院）

梁照锋（江苏大学医学院）

曾方银（南方医科大学第五附属医院）

秘　书　梁照锋

中国健康传媒集团
中国医药科技出版社

内容提要

本教材根据全国高等医药院校医学检验技术专业最新教学大纲要求，结合编者的教学与临床经验编写而成。本教材共18个实验，在介绍临床生化检验基本知识的基础上，重点介绍了临床生化检验基本技术、质量控制、方法与评价、临床常见项目检测等。实验内容与理论教材、临床实际紧密结合。本教材为书网融合教材，即纸质教材与数字教材、配套教学资源、数字化教学服务有机结合，为读者提供更好的增值服务。

本教材供医学检验技术专业本科和专科师生使用。

图书在版编目（CIP）数据

临床生物化学检验实验指导/姜旭淦，李艳主编．—4版．—北京：中国医药科技出版社，2020.1
全国高等医药院校医学检验技术专业第四轮规划教材
ISBN 978－7－5214－1337－3

Ⅰ.①临…　Ⅱ.①姜…②李…　Ⅲ.①生物化学－医学检验－医学院校－教学参考资料
Ⅳ.①R446.1

中国版本图书馆CIP数据核字（2019）第288704号

美术编辑　陈君杞
版式设计　友全图文

出版	**中国健康传媒集团** | 中国医药科技出版社
地址	北京市海淀区文慧园北路甲22号
邮编	100082
电话	发行：010－62227427　邮购：010－62236938
网址	www.cmstp.com
规格	889×1194 mm $\frac{1}{16}$
印张	10
字数	216千字
初版	2004年8月第1版
版次	2020年1月第4版
印次	2024年6月第4次印刷
印刷	北京京华铭诚工贸有限公司
经销	全国各地新华书店
书号	ISBN 978－7－5214－1337－3
定价	32.00元

获取新书信息、投稿、为图书纠错，请扫码联系我们。

数字化教材编委会

主　编　姜旭淦　李　艳
副主编　沈财成　王太重　曾方银　马　洁
编　者　(以姓氏笔画为序)
　　　　马　洁 (江苏大学医学院)
　　　　王太重 (右江民族医学院)
　　　　龙腾镶 (迈克生物股份有限公司)
　　　　宁兴旺 (湖南中医药大学第一附属医院)
　　　　伦立民 (青岛大学附属医院)
　　　　刘松梅 (武汉大学中南医院)
　　　　李　艳 (吉林医药学院)
　　　　李彦魁 (陕西中医药大学)
　　　　吴立山 (宁波美康盛德医学检验所)
　　　　沈财成 (温州医科大学)
　　　　张　涛 (遵义医科大学)
　　　　胡正军 (浙江省中医院)
　　　　姜旭淦 (江苏大学医学院)
　　　　顾锡娟 (南通大学杏林学院)
　　　　郗　娟 (湖北中医药大学)
　　　　高　菲 (厦门大学附属成功医院)
　　　　梁照锋 (江苏大学医学院)
　　　　曾方银 (南方医科大学第五附属医院)
秘　书　梁照锋

全国高等医药院校医学检验技术专业规划教材是在教育部、国家药品监督管理局的领导和指导下，在广泛调研和充分论证基础上，由中国医药科技出版社组织江苏大学医学院、温州医科大学、中山大学中山医学院、华中科技大学同济医学院、中南大学湘雅医学院、广东医科大学、上海交通大学医学院、青岛大学医学部、广西医科大学、南方医科大学、中国人民解放军总医院等全国20多所医药院校和部分医疗单位的领导和专家成立教材建设委员会，在出版社与委员会专家共同规划下，由全国相关院校的专家编写出版的一套供全国医学检验技术专业教学使用的本科规划教材。

本套教材坚持"紧扣医学检验专业本科教育培养目标，以临床实际需求为指导，强调培养目标与用人需求相结合"的原则，近20年来历经三轮编写修订，逐渐形成了一套行业特色鲜明、课程门类齐全、学科系统优化、内容衔接合理的高质量精品教材，深受广大师生的欢迎，为医学检验技术专业本科教育做出了积极贡献。

本套教材的第四轮修订，是在我国高等教育教学改革的新形势和医学检验专业更名为医学检验技术专业、学制由5年缩短至4年、学位授予由医学学士变为理学学士的新背景下，为更好地适应新要求，服务于各院校教学改革和新时期培养医学检验专门人才需求，在2015年出版的第三轮规划教材的基础上，由中国医药科技出版社于2019年组织全国40余所本科院校300余名教学经验丰富的专家教师不辞辛劳、精心编撰而成。

本轮修订教材含理论课程教材10门、实验课教材6门，供全国高等医药院校医学检验技术专业教学使用。具有以下特点：

1.适应学制的转变 第四轮教材修订符合四年制医学检验技术专业教学的学制要求，为目前的教学提供更好的支撑。

2.坚持"培养目标"与"用人需求"相结合 紧扣医学检验技术专业本科教育培养目标，以医学检验技术专业教育纲要为基础，以国家医学检验技术专业资格准入为指导，将先进的理论与行业实践结合起来，实现教育培养和临床实际需求相结合，做到教师好"教"、学生好"学"、学了好"用"，使学生能够成为临床工作需要的人才。

3.充实完善内容，打造教材精品 专家们在上一轮教材基础上进一步优化、精炼和充实内容。坚持"三基、五性、三特定"，注重整套教材的系统科学性、学科的衔接性。进一步精练教材内容，突出重点，强调理论与实际需求相结合，进一步提高教材质量。

4.书网融合，使教与学更便捷更轻松 全套教材为书网融合教材，即纸质教材与数字教材、配套教学资源、题库系统、数字化教学服务有机融合。通过"一书一码"的强关联，为读者提供全免费增值服务。按教材封底的提示激活教材后，读者可通过PC、手机阅读电子教材和配套课程资源（PPT、微课、视频等），并可在线进行同步练习，实时反馈答案和解析。同时，读者也可以直接扫描书中二维码，阅读与教材内容关联的课程资源，从而丰富学习体验，使学习更便捷。教师可通过PC在线创建课程，与学生互动，开展在线课程内容定制、布置和批改作业、在线组织考试、讨论与答疑等教学活动，学生通过PC、手机均可实现在线作业、在线考试，提升学习效率，使教与学更轻松。此外，平台尚有数据分析、教学诊断等功能，可为教学研究与管理提供技术和数据支撑。

编写出版本套高质量的全国高等医药院校医学检验技术专业规划教材，得到了相关专家的精心指导，以及全国各有关院校领导和编者的大力支持，在此一并表示衷心感谢。希望本套教材的出版，能受到全国高等医药院校医学检验技术专业广大师生的欢迎，对促进我国医学检验技术专业教育教学改革和人才培养做出积极贡献。希望广大师生在教学中积极使用本套教材，并提出宝贵意见，以便修订完善，共同打造精品教材。

中国医药科技出版社

2019年10月

前言
QIANYAN

由于医学检验技术专业设置及培养目标的改变，我们在第三版教材的基础上对内容进行调整，以适应本专业应用型、技能型、创新型人才的培养要求。

本教材共包括 18 个实验，具有以下特色：①实验顺序与理论教材相关内容同步，便于和理论教学配套使用。②实验项目全面，并与临床实际结合，实用性强，代表性好，符合岗位要求。③生化检验技术与实验项目挂钩，不仅节省了课时，而且提高了实验的效果。④每项实验前设有【实验目的】和【实验背景】，实验后有【思考题】，利于学生拓展思维，培养学生分析问题和解决问题的能力。⑤增加数字化教材内容，即纸质教材有机融合电子教材、教学配套资源（PPT、微课、视频）、题库系统、数字化教学服务。

本教材主要供医学检验技术专业本科和成人教育（专升本）使用，可作为医学系本科生和研究生的必修课或选修课教材，也可作为临床检验人员日常工作、继续教育和职称考试的参考用书。

本教材由长期从事临床生化检验教学和临床实践工作的专家教授在第 3 版的基础上共同编写而成，同时得到了厦门大学郑铁生教授、武汉大学涂建成教授、遵义医科大学鄢盛恺教授等专家的悉心指导，也凝聚了全体编委的心血，在此一并表示真诚的感谢。

限于编者水平和编写时间仓促，内容难免有不妥之处，恳请广大读者提出宝贵意见，以便修改完善。

编　者
2019 年 10 月

实验一　临床生物化学检验实验室基本知识

　　临床生物化学检验是医学检验技术专业的一门主干课程，其临床实践活动主要在实验室进行。本实验将介绍与之相关的实验室安全知识、常用实验器材的使用、实验用水质量要求、实验试剂的选择等，为后续内容的学习奠定基础。

一、实验室安全知识

　　临床生物化学检验实验操作者经常直接或间接接触有毒性、腐蚀性、易燃易爆的化学药品和各种生物样品，使用到煤气、电等高温电热设备和易碎的玻璃器材和瓷质器皿，因此必须十分重视安全防范工作，以防造成环境污染和危害身体健康。实验室安全防护除了要遵循一般要求外，还要重视生物安全、化学安全和消防安全等。

扫码"学一学"

（一）实验室安全的一般要求

　　在实验工作区，必须做到以下要求：①禁止吸烟。②禁止放置食物、饮料及类似存在有潜在的从手到口的接触途径的其他物质，禁止用实验用冰箱储藏食物。③处理腐蚀性或毒性物质时，必须使用安全镜、面罩或其他的眼睛和面部防护用品。④应穿隔离服（白大衣），服装还应符合实验要求。⑤应穿着舒适、防滑并能保护整个脚面的鞋。⑥头发不可下垂，避免与被污染物质接触或卷入机器。不可留长胡须。⑦由实验工作区进入非污染区要洗手。接触污染物时要立即洗手。⑧及时清理实验垃圾，保持实验台面的整洁和环境清洁。

（二）生物安全

　　实验室生物安全是描述那些用以防止发生病原体或毒素无意中暴露及意外释放的防护原则、技术以及实践。生物安全贯穿于实验的整个过程，从取样到所有潜在危险材料的被处理。生物安全的保护对象包括自己、同事和环境。

　　临床生物化学检验实验涉及的生物安全等级多为一级，进行试验用的物质是已知的、所有特性都已清楚，操作人员经过基本的实验室知识培训和指导，才可在开放的实验台面上进行，不需要有特殊需求的安全保护措施。

　　临床生物化学检验常用的人体标本有血液、尿液、胸水、腹水和脑脊液等，这些来自临床的标本是潜在的生物传染源，在实验操作过程中应加以防范。采血用注射器、棉球等物品应放置在指定容器内，切勿随意丢弃。应使用指定的容器存放标本，严防污染，避免与身体接触。如不慎玷污皮肤、衣物或实验台面，应及时清洗和消毒。皮肤意外接触到血液、体液或其他化学物质时，应立即用肥皂和流动水冲洗。若皮肤有破损及伤口，应及时到急诊室就诊，请专科医生诊治。棉质工作服、衣物有明显污染时，可随时用有效氯500mg/L的消毒液，浸泡 30~60 分钟，然后冲洗干净。实验台面若被明显污染，将 1000~2000mg/L 有效氯溶液撒于污染表面，并使消毒液浸过污染表面，保持 30~60 分钟，再擦除，拖把或抹布用后浸于上述消毒液内 1 小时。

　　实验完毕，剩余的血标本以及使用过的一次性器材由专人负责，按规定程序消毒和处理；并以消毒液浸泡、流水冲洗双手。其他感染性废物和器材应放置在指定容器内，按照生物安全实验室管理技术规范处置程序进行消毒、隔离、包装、转运和保存。

（三）化学安全

临床生化检验实验过程中，经常涉及化学试剂，应特别注意以下几点：①使用强酸、强碱时，必须戴防护手套小心地操作，防止溅出。量取这些试剂时，若不慎溅在实验台上或地面上，必须及时用湿抹布擦洗干净。强碱（如氢氧化钠，氢氧化钾）触及皮肤而引起灼伤时，要先用大量自来水冲洗，再用2%或5%乙酸溶液涂洗。强酸、溴等触及皮肤而致灼伤时，立即用大量自来水冲洗，再以5%碳酸氢钠溶液或5%氢氧化铵溶液洗涤。酚类触及皮肤引起灼伤，首先用大量的水清洗，再用肥皂和水洗涤，忌用乙醇。②使用可燃物，特别是易燃物（如乙醚、丙酮、乙醇、苯、金属钠等）时，应避免靠近火焰。低沸点的有机溶剂应避免直接在火上加热，可在水浴中利用回流冷凝管加热或蒸馏。③实验产生的废液应倒入指定容器内，尤其是强酸和强碱不能直接倒在水槽中，应由专人负责处理。④有毒物品应按实验室的规定办理审批手续后领取，使用时严格操作，用后妥善处理。

（四）消防安全

进入实验室开始实验前，应了解煤气总阀门、水阀门及电闸所在处。离开实验室时，一定要将室内检查一遍，将水、电、煤气的开关关好。在实验室内：①严禁吸烟，严禁使用私人电炉取暖。②使用电器设备（如烘箱、恒温水浴、离心机、电炉等）时，严防触电。绝不可用湿手或在眼睛旁视时开关电闸和电器开关。操作前用试电笔检查电器设备是否漏电，凡是漏电的仪器，一律不能使用。③易燃易爆、有毒药品使用过程中严格执行操作规程，注意安全，做好防范措施，防止意外事故的发生。使用电炉、酒精灯等要远离化学易燃物品。如果不慎倾出了相当量的易燃液体，则应立即关闭室内所有的火源和电加热器，开启窗户通风，用毛巾或抹布擦拭洒出的液体，并将液体拧到大的容器中，然后再倒入带塞的玻璃瓶中。④易燃和易爆炸物质的残渣（如金属钠、白磷、火柴头）不得倒入污物桶或水槽中，应收集在指定的容器内。

在实验过程中一旦发生火灾，应保持镇静。首先立即切断室内一切火源和电源，然后根据具体情况正确地进行抢救和灭火。小范围起火时，应立即用湿布扑灭明火，并切断电源，关闭可燃气体。易燃液体和固体着火时，应根据燃烧物质的性质，采用不同的灭火剂。范围较大的火情，应用消防砂或干粉灭火机扑灭，并应及时报警。

二、实验用水

水是常用的溶剂，天然水中含有电解质、有机物、颗粒物、微生物和溶解气体等许多杂质，经简单的物理、化学方法处理，除去悬浮物质和部分无机盐即得到自来水。天然水和自来水经蒸馏、电渗析、离子交换等处理，除去杂质，即成实验用纯水。实验用水的质量直接影响所配试剂的质量、实验结果的准确度和精密度。

（一）实验用水的质量要求和水质检测

1. 实验用纯水标准　1995年国际标准化组织（International Organization for Standardization，ISO）制定了纯水标准，将纯水分为三个级别，见表1-1。2008年国家技术监督局批准实施的《分析实验室用水规格和试验方法》（GB/T6682—2008）主要参数见表1-2。

表1-1 国际标准化组织纯水标准（ISO 3696:1995）

指标	I级	II级	III级
pH（25℃）	—	—	5.0~7.5
最大电导率（mS/cm, 25℃）	0.01	0.1	0.5
蒸发残渣（mg/kg）110℃	—	1.0	2.0
最大吸光度（254nm, 1cm 比色皿）	0.001	0.01	—
SiO_2 最大量（mg/L）	0.01	0.02	—
最大耗氧量（mg/L）	—	0.08	0.4

表1-2 分析实验室用水规格标准（国家技术监督局 GB/T 6682—2008）

级别	I级	II级	III级
外观（目视观察）	无色透明	无色透明	无色透明
pH（25℃）	—	—	5.0~7.5
电导率（mS/m, 25℃）	≤0.01	≤0.10	≤0.50
可溶性硅［以 SiO_2 计，（mg/L）］	≤0.01	≤0.02	
吸光度（254nm, 1cm 光程）	≤0.001	≤0.01	
可氧化物质（以 O 计），mg/L	—	≤0.08	≤0.4
蒸发残渣（105℃±2℃），（mg/L）	—	≤1.0	≤2.0

2. 实验用纯水的使用与用途 美国病理学家协会（College of American Pathologists, CAP）和美国临床实验室标准化委员会（National Committee for Clinical Laboratory Standards, NCCLS）规定的实验用纯水用途见表1-3。不同等级水在临床实验室的用途不一，一般选用 II 级水，特殊实验如酶活性测定、电解质分析等应选用 I 级水，III 级水用于仪器、器皿的自来水清洁后冲洗。

表1-3 NCCLS、CAP 规定的等级纯水的用途

级别		用途
NCCLS	I	原子吸收、火焰光度、电解质、荧光、酶、高灵敏度色谱、电泳、参比液、缓冲液
	II	一般实验检验，玻璃器皿冲洗
	III	玻璃器皿洗涤，要求不高的定性试验
CAP	I	原子吸收、火焰光度、酶、血气及 pH、电解质、无机元素、缓冲液、参比液
	II	一般实验室检验，血液学、血清、微生物检验等
	III	普通定性测定、尿液检验、组织切片、寄生虫、器皿洗涤

3. 水的纯度检查 水的纯度检查：首先用电导率仪测定其电导率或电阻率，然后可用特定试剂检测水中可溶性硅、Ca^{2+}、Mg^{2+}、Cl^-、SO_4^{2-} 等成分的含量。

（1）电阻率 用电导仪或兆欧表测定。用电导仪测得电导率，与电阻率可进行换算。电导是电阻的倒数，单位为西门子（S），即 $1 S = 1 \Omega^{-1}$；每 cm 长的电导为电导率（S/cm）。电导仪表头读数单位为 $\mu S/cm$，$1\mu S/cm = 1 \times 10^{-6} S/cm$，即当电导仪读数为 1 时，其电阻率为 $1 \times 10^6 \Omega$（1MΩ）/cm。

（2）可溶性硅定性检验 方法如下：纯水 10ml 加入 1% 的钼酸溶液 15 滴，草酸硫酸混合液（4% 草酸 1 份加 4mol/L H_2SO_4 3 份）8 滴，摇匀，置室温 10 分钟，滴加 1% 硫酸亚铁溶液 5 滴摇匀，以不显蓝色为合格（≤0.05mg/L）。

（二）实验用水的制备方法

1. 蒸馏法 利用水与杂质的沸点不同，将自来水（或天然水）在蒸馏器中加热汽化，然后冷凝水蒸气即得蒸馏水。按蒸馏次数可分为一次、二次和多次蒸馏法。蒸馏水是实验室中常用的较为纯净的洗涤剂和溶剂，可以满足普通分析实验室的用水要求。蒸馏法制水的优点是操作简单、效果好，适用于用水量较小的实验室。但其耗能大，冷却水消耗亦多，同时需注意管道的清洁。蒸馏水在 $25℃$ 时其电阻率为 $1 \times 10^5 \Omega/cm$ 左右。

2. 离子交换法 当水流过装有离子交换树脂的交换器时，水中的杂质离子通过离子交换柱（内装阴、阳离子交换树脂）被除去的方法称离子交换法。

离子交换树脂是人工合成的带有交换活性基团的多孔网状结构的高分子化合物，在网状结构的骨架上，含有许多可与溶液中的离子起交换作用的"活性基团"。根据树脂可交换活性基团的不同，离子交换树脂被分为阳离子交换树脂和阴离子交换树脂两大类。当水通过阳离子交换树脂时，水中的 Na^+、Ca^{2+} 等阳离子与树脂中的活性基团（—H^+）发生交换；当水通过阴离子交换树脂时，水中的 Cl^-、SO_4^{2-} 等阴离子与树脂中的活性基团（—OH^-）发生交换。所以离子交换法制备纯水时的过程是水中的杂质离子先通过扩散进入树脂颗粒内部，再与树脂的活性基团中的 H^+ 和 OH^- 发生交换的过程。

离子交换法主要有两种制备方式：①复床式，即按阳床－阴床－阳床－阴床－混合床的方式连接并产生去离子水，便于树脂再生；②混床式（2~5 级串联不等），去离子效果好，但再生不方便。

由于树脂是多孔网状结构，具有很强的吸附能力，可以同时除去电中性杂质，又因交换柱本身就是一个很好的过滤器，所以颗粒杂质可以一同除去。本法得到的去离子水纯度较高，$25℃$ 时电阻率达 $5 \times 10^6 \Omega/cm$ 以上。

3. 电渗析法 该法是将自来水通过电渗析器，在外加直流电场的作用下，利用阴、阳离子交换膜分别选择性地允许阴、阳离子透过，使一部分离子透过离子交换膜迁移到另一部分水中去，从而实现一部分水纯化的方法。电渗析器主要由离子交换膜、隔板、电极等组成。离子交换膜是整个电渗析器的关键部分，是由具有离子交换性能的高分子材料制成的薄膜。阳离子交换膜（阳膜）只允许阳离子通过，阴离子交换膜（阴膜）只允许阴离子通过。电渗析水的电阻率一般在 $10^4 \sim 10^5 \Omega/cm$。本法适用于处理含有离子杂质较多的水，如海水淡化。

4. 反渗透法 它是一种利用反渗透膜除去无机盐、有机物（分子量 <500）、细菌、病毒等的技术，产出水的电阻率能较原水的电阻率升高近 10 倍。常用的反渗透膜有醋酸纤维素膜、聚酰胺膜和聚砜膜等，膜的孔径为 $0.0001 \sim 0.001\mu m$。

5. 活性炭吸附法 活性炭吸附法是采用活性炭柱处理自来水，除去有机物的方法。活性炭是广谱吸附剂，可吸附气体成分、细菌和某些过渡金属等。该法作为各种制备纯水配套的一种措施。

6. 纯水器系统 目前多采用本法制备纯水，纯水器是有效地把纯化水技术的工作原理集中在一台纯水机上，其基本装置包括机械过滤、活性炭吸附、反渗透膜过滤、紫外线消解、离子交换单元和 $0.2 \sim 0.45\mu m$ 滤膜过滤。

（三）实验用水的储存方法

在实际工作中，应重视纯水的贮存、运输和使用过程，防止纯水等级下降。一般选用聚乙烯或聚丙烯桶（瓶）贮存，贮存时间不宜太长。使用时应避免一切可能的污染，切勿用手接触纯水或容器内壁。

三、实验试剂管理

临床生物化学检验实验中，经常需要采购试剂和试剂盒、配制实验试剂，检验人员应熟悉化学试剂的品级规格及其用途，熟悉试剂盒的选择原则，以便在实际工作中能正确选用。

（一）化学试剂规格要求

化学试剂是指为实现化学反应而使用的化学药品。我国参照进口化学试剂的质量标准，对通用试剂制定四种常用规格：一级试剂（即保证试剂，一般瓶上用绿色标签，guarantee reagent，GR）、二级试剂（即分析纯试剂，一般瓶上用红色标签，analytical reagent，AR）、三级化学纯试剂（即化学纯试剂，一般瓶上用深蓝色标签，chemical pure，CP）和四级实验试剂（即实验试剂，一般瓶上用黄色标签，laboratory reagent，LR）。对特殊用途的试剂另作规定，如用于色谱分析试剂为色谱纯试剂。化学试剂的品级、纯度和用途见表1-4。

表1-4　一般化学试剂的品级、纯度和用途

品级	一级试剂	二级试剂	三级试剂	四级试剂
国内标准	优级纯（保证试剂）	分析纯（分析试剂）	化学纯	实验试剂
	GR	AR	CP	LR
	绿色标签	红色标签	蓝色标签	黄色标签
国外标准	AR	CP	LAP	
	纯度高、杂质含量低，适用于研究和配制标准液	纯度较高、杂质含量较低，适于定性和定量分析	质量略低于二级试剂，用途近二级试剂	纯度较低，用于一般定性试验

（二）化学试剂的选用

1. 化学试剂的选用原则　实验中选择何种品级试剂，应根据检验方法的要求及样品中被测物含量来决定，应把试剂的选用标准和要求与方法的精密度和灵敏度结合起来加以考虑。干扰因素较多、含微量被测物的样品测定时，必须选用品级、纯度较高试剂，如微量元素测定必须用一级试剂；作标准物的试剂须选用品级高的试剂；一般的定性检验可选用实验试剂。试剂纯度越高，由试剂引起的误差就越小。

2. 化学试剂使用的注意事项

（1）核对瓶签　所用试剂必须有瓶签，应核对品级、纯度、含有成分的百分率和不纯物（杂质）的最高数据及化学分子式。

（2）观察试剂性状有无变质　有些化合物本身不稳定，经过长期贮存会逐渐发生分解、氧化、还原、聚合、升华、蒸发、沉淀析出等变化。一旦出现混浊、沉淀、颜色改变等，一般不再使用，应弃之。有的可重新蒸馏纯化后再用。

（三）实验试剂的配制与管理

试剂配制分为两大类：一类是直接配制法，适用于标准溶液和一般溶液配制；另一类

是间接配制法，适用于不易恒重的固体试剂和含量不准的液体试剂，即先配出大约浓度的溶液，再用标准溶液标定出准确的浓度，如酸碱溶液、$KMnO_4$溶液、$Na_2S_2O_3$溶液的配制。试剂配制与管理有一定的要求和使用原则。

1. 登记 建立试剂登记与双查双签制度。配制者应在试剂登记簿上登记配制试剂配方，配方应体现原试剂级别、浓度、pH、加入先后顺序、配制方法及配制总量等。要求计算准确，固体试剂和液体试剂应以瓶签所注明的化学式、比重和百分含量作为计算组成量的依据，特别是某些带结晶水的试剂。配制总量应根据其工作量与试剂保存期限来确定。最后由另一人核对并双人签名。

2. 试剂恒重 部分化学试剂在存放过程中会吸收空气中的水分，用适当的方法除去吸收的水分，使试剂恢复到吸潮前的状态，这一过程称为恒重。需要恒重的试剂在使用前必须进行恒重，应注意不同试剂的恒重方法不尽相同。

3. 试剂的纯化与称重 部分试剂本身纯度不够，或在贮存过程中会发生氧化（如邻甲苯胺、胆红素等）、分解（如丙烯酰胺）、聚合（如甲叉双丙烯酰胺）等反应，使其变得不符合使用要求，需要在使用前对这些试剂进行一定的处理，使其纯度满足要求。试剂的称重是决定所配试剂浓度准确与否的关键环节，称重必须准确。一般称取固体试剂，应采用称量瓶、玻璃纸等盛放；对易潮解、易挥发的试剂称量应迅速；标准物需用万分之一天平称取。

4. 溶剂 试剂配制中的溶剂一般为蒸馏水或去离子水，特殊试剂或非水作溶剂的试剂应清楚注明。蒸馏水的水质（即外观、pH、氯化物及硫酸盐等指标）必须符合规定。配制一些特殊要求的试剂时，所用的蒸馏水还需作特殊处理，如微量元素测定用水必须经双重蒸馏，血氨测定要用无氨蒸馏水。

试剂配好后要在试剂瓶上写明名称、浓度、配制时间，必要时还应注明用途、用量。

5. 试剂的保管 为了保证试剂质量，延长试剂有效期，科学存放试剂至关重要。妥善保管试剂具有两方面含义：一是保证安全，如剧毒、麻醉、易燃、易爆、腐蚀品等的保管；二是保证质量，防止变质。保证安全主要在于加强责任心。保证质量、防止变质主要有如下措施：分类按顺序存放，强氧化剂和易燃品必须严格分开，挥发性酸或碱不能跟其他试剂混放；贮于干燥冷暗处，一部分见光易分解的化学试剂要盛装在棕色瓶中，并注意避光；严密封盖，必要时加蜡封口，特别是易潮解吸湿、失水风化类试剂；需冷藏保存的试剂并非温度越低越好，应根据瓶签上标示的贮存温度分别置冰箱、冰盒或低温冰箱中存放。

（四）生化试剂盒的选择与使用

商品试剂与校准品按检测项目组合成一套放在一个包装盒内叫试剂盒（reagent kit）。在临床工作中，生化检验指标的检测多采用商品化的试剂盒，同一项目可有很多厂家生产的产品供检验人员选择。

1. 生化检验试剂盒的类型 临床生化诊断试剂按剂型分类有液体型、粉剂型、片剂型；按试剂种类分类有单一试剂、双试剂、多试剂等。目前以液体型为主要剂型，其优点是试剂组分高度均一，瓶间差异小，测定重复性好，使用方便；无需加入任何辅助试剂及蒸馏水，避免了外源性水质对试剂的影响；性能较稳定，测定结果较为准确。缺点是保存时间较短，不利于运输。液体型试剂分为液体单试剂和液体双试剂。

（1）**液体单试剂** 将某种生化检验项目所用到的试剂按一定顺序科学地混合在一起，

组成一种试剂即为液体单试剂。应用时，须将标本和试剂按一定比例混合，即可进行相应的生化反应，然后用适当的方法检测结果。具有操作简便快速、测定结果可靠等优点。但对有些生化检验项目来说，存在抗干扰能力差的缺点，给测定结果带来较大的分析误差。例如，三酰甘油酶法测定的一步法试剂，由于未消除样品中的游离甘油，使测定结果中包括了内源性甘油（平均约为 0.11mmol/L），会给三酰甘油的测定值带来较大的误差。类似的情况还见于维生素 C、尿酸和胆红素对 Trinder 反应（酶偶联终点比色法）的干扰，内、外源性 NH_4^+ 对尿素酶法测定的干扰，以及内源性丙酮酸对 ALT、AST 测定的干扰等。

（2）液体双试剂 液体双试剂就是将生化检测项目所用到的试剂，按用途科学地分成两类，分别配成两种试剂，第一试剂加入后可起到全部或部分消除某些内源性干扰的作用，第二试剂为启动被检测物质反应的试剂，两种试剂混合后才共同完成被检项目的生化反应。它保持了单试剂的优点，增强了抗干扰能力和试剂的稳定性，提高了测定结果的准确性。

2. 选购试剂盒的一般要求和注意事项

（1）选购试剂盒的一般要求 ①所采用的测定方法特异性好，灵敏度、准确度、精密度符合国家卫健委临床检验中心、IFCC、WHO 等推荐的方法性能。②试剂盒的储存期应尽可能长。③水溶性、低黏性、无腐蚀、无毒害、不爆炸、不易燃、不污染环境。④所用校准品或标准参考物符合国家卫健委临床检验中心、IFCC、WHO 推荐的标准和要求。

（2）选购试剂盒的注意事项 ①首先要仔细阅读试剂盒的说明书，对试剂盒选用方法有所了解。对试剂盒的组成、方法性能指标加以分析，是用于手工操作，还是用于自动分析仪。属于后者，其实验参数是否与本单位自动分析仪的实验参数相符。②有无国家药品监督管理局的批准文号。凡已列入国家卫健委临床检验体外诊断试剂审批管理范围的试剂盒，没有生产批准文号的，不得使用。有生产批准文号，也需考察生产厂家的信誉。③对试剂盒的包装、理学性能、方法学性能指标进行考察和检测，并经实际应用，符合说明书规定及本室实验要求者方可选购。④根据本单位的日工作量、分析仪试剂用量、稳定期等因素综合分析，应选购合适包装，近期出厂的产品。⑤注意季节对试剂质量的影响。一般在气温较低的季节购买试剂，防止试剂盒在运输途中变质。

四、常用实验器材的使用和维护

临床生物化学检验实验常用器材包括玻璃器皿、加样器、水浴箱、离心机等。掌握这些常用器材的正确使用和维护方法，对保证实验结果的准确性至关重要。

（一）玻璃器皿的分类、清洗与使用

1. 玻璃器皿的分类 玻璃器皿分为容器类和量器类。容器类玻璃器皿为常温或加热条件下物质的反应容器和贮存容器，包括试管、烧杯、锥形瓶、滴瓶、漏斗等。量器类玻璃器皿用于计量溶液体积，包括量筒、移液管、吸量管、容量瓶、滴定管等。

2. 普通玻璃器皿的清洗 根据实验目的不同，清洗液的种类和配置方法也不同，冲洗方法也不同。

（1）新购玻璃器皿的清洗 新购的玻璃器皿表面常附着有游离的碱性物质，可按照下列程序清洗：①选用大小合适的毛刷，用肥皂水（或去污粉）洗刷内外表面（内壁用旋转手法刷洗）；②用自来水冲洗至容器壁不挂水珠；③在 1%～2% 盐酸溶液中浸泡过夜（不少于 4 小时）；④用流水冲洗干净；⑤用蒸馏水冲洗 2～3 次。⑥在 100～130℃烘箱内烤干或倒置在架子上备用。

（2）使用过的玻璃器皿的清洗　容器类玻璃器皿使用后应立即浸泡于清水中，以免粘污物质干涸。清洗时按照下列程序操作：①用自来水洗刷至无污物；②选用大小合适的毛刷蘸取去污粉（掺入肥皂粉）刷洗器皿内外（内壁用旋转手法刷洗）；③用自来水冲洗干净；④用蒸馏水冲洗2~3次；⑤烤干或倒置在清洁处，干后备用。

量器类玻璃器皿使用后应立即浸泡于凉水中，勿使物质干涸。清洗时按照下列程序操作：①用流水冲洗，除去附着的试剂、蛋白质等物质；②晾干，在铬酸洗液中浸泡4~6小时（或过夜）；③用自来水充分冲洗干净；④用蒸馏水冲洗2~4次，晾干备用。

（3）清洁液的配制和使用　清洁液的配方有数种（表1-5），可按需要选用。

表1-5　清洁液的配方

配方	1	2	3
重铬酸钾（g）	80	50	200
工业用浓硫酸（ml）	100	900	500
水（ml）	1000	100	500

配制时，先将重铬酸钾溶于水中，加热助溶，待冷。然后将工业用浓硫酸缓慢加入上液中，边加边搅拌，切勿过快，以免产生高热使容器破裂。切忌把重铬酸钾溶液向硫酸中倾倒。配制时，根据用量选用烧杯或陶瓷缸作容器。因其吸水性较强，故应加盖贮存，盛放清洁液的容器应放置在无人走动的固定位置。

清洁液的腐蚀性强，使用时注意不要溅在皮肤和衣服上。如果清洁液的颜色逐渐变为绿色，表示效力降低，可再加入适量的重铬酸钾和浓硫酸，继续使用；如已变成黑色，则不能再用。

清洁液适用于事先清洗过但未能洗净的玻璃器皿，但需在器皿干燥后浸泡。未清洗或未消毒的器皿不要直接浸泡于清洁液中，否则会使清洁液迅速失效，降低洗涤能力。

3. 普通玻璃器皿的使用

（1）量筒　量筒是实验中常用的度量液体的量器，用于不太精密的液体计量。量筒不能用作反应容器，不能装热的液体，更不可对其加热。

使用时根据需要选用各种不同容量规格的量筒。例如量取8ml液体时，应选用10ml量筒（测量误差为±0.1ml）；如果选用100ml量筒量取8ml液体体积，则至少有±1ml的误差。

读取量筒刻度值时，一定要使视线与量筒内液面（半月形弯曲面）的最低点处于同一水平线上，否则会增加体积的测量误差。

（2）容量瓶　容量瓶主要是用于把精密称量的物质配制成准确浓度的溶液，或是将准确容积及浓度的浓溶液稀释成稀溶液。

容量瓶是一种细颈梨形的平底瓶，瓶颈上有环形标线，表示在所指温度下（一般为20℃）液体充满至标线时的容积。常用的容量瓶有25ml、50ml、100ml、250ml、500ml、1000ml等规格。

容量瓶与瓶塞要配套使用，使用前应检查是否漏水。工作中不要一次性地将溶液加至刻度。不宜用容量瓶长期存放溶液。另外，容量瓶不能在烘箱中烘烤，不许以任何形式对其加热。

（3）吸量管　吸量管是用于准确量取一定体积液体的量出式的玻璃量器，常用的吸量管有三类：奥氏吸量管、移液管和刻度吸量管。

刻度吸量管常用于量取 10ml 以下任意体积的液体。每根吸量管上都有许多等分刻度，刻度标记有不同方式，常见的有全流出式和不完全流出式两种。全流出式吸量管的上端常标有吹字，刻度包括尖端部分，欲将所量取液体全部放出时，应将管尖的液体吹出。不完全流出式吸量管的刻度不包括吸量管的最下部分，使用时放液至相应的容量刻度线处即可。

为便于准确快速地选取所需的吸量管，国际标准化组织统一规定：在刻度吸量管的上方印上各种彩色环，不完全流出式在单环或双环上方再加印一条宽 1～1.5mm 的同颜色彩环，其容积标志见表 1-6。

表 1-6　刻度吸量管的容积标志

标准容量（ml）	0.1	0.2	0.25	0.5	1	2	5	10	25	50
色标	红	黑	白	红	黄	黑	红	橘红	白	黑
环数	单	单	双	双	单	单	单	单	单	单

用吸量管移取溶液时，应规范操作。移取溶液时，用右手的大拇指和中指拿住管上方，无名指和小指分置吸量管前后协助固定，食指向上配合左手操作。吸量管下端插入溶液中 1～2cm，左手用吸耳球慢慢将溶液吸入管内。当液面升高到刻度以上时，立即用右手的食指按住管口，将吸量管下口提出液面，管的末端靠在盛溶液器皿的内壁上，略放松食指，使液面平稳下降，直到溶液的弯月面与标线相切时，立即用食指压紧管口，使液体不再流出。取出移液管（吸量管），以干净滤纸片擦去吸量管末端外部的溶液，然后插入承接溶液的器皿中，使管的末端靠在器皿内壁上。此时吸量管应垂直，承接的器皿倾斜，松开食指，让管内溶液自然地沿器壁流下，等待 10～15 秒后，拿出吸量管。

（4）试管　常用规格为 10mm×75mm、13mm×100mm、15mm×150mm 等，用玻璃或塑料制成。试管规格和质量的选择依实验而定。现在实验室多使用化学清洁的一次性试管，以保证实验的质量。

（5）烧杯　烧杯是用于盛放液体、加热和溶解试剂时常用的玻璃器皿，经常与容量瓶配合使用。使用时切勿用手接触其内壁，溶解或混匀试剂时可用玻棒轻轻搅拌助溶或助匀。烧杯内试剂倾入容量瓶时，注意多次冲洗烧杯，一并倾入容量瓶内。

（6）漏斗　漏斗多用于过滤和收集沉淀物。在定量分析中，选用大小合适的滤纸，对角折叠两次后 1∶3 分开放入漏斗内，纸的边缘不能超出漏斗上缘，滤纸的大小要与欲过滤液量相配，过大会使滤液回收量减少、所含成分浓缩从而影响实验的结果。

（二）加样器的使用

加样器是精密量器，只能在特定的量程范围内使用，使用时应选用量程合适的加样器。加样器下段为可装卸可更换的吸液嘴（吸头），用加样器上方的"推进按钮"定量采取液体。加样器有固定式和可调式两种，在使用可调式加样器时，需要用选择旋钮先将容量调至所需容量刻度上。然后按下列步骤操作：①在吸液杆上安装与吸取量匹配的吸液嘴，套紧。②右手握住加样器，用拇指把"推进按钮"向下按到第一静止点（第一档位），将吸液嘴尖头浸入样品或溶液中 1～3mm 深度，再缓缓放开"推进按钮"，使其返回原处，停留1～2 秒后，将吸液嘴离开标本或溶液。③目测吸入液体体积是否合理，注意不要有气泡，拭干吸液嘴外部残液。④把吸液嘴尖头轻轻地接触容器内壁，成15°～20°角倾斜，将"推进按钮"向下按到第一静止点（第一档位），停留1～2秒，再将"推进按钮"向下按到第二静止点（第二档位），排出尖头中的残液。⑤使用完毕，按下卸吸液嘴按钮，吸液嘴退出，安装新的吸液嘴进行下一步操作。

加样器使用时，应注意以下事项：①避免将加样器直接与液体接触。不使用时，也应插上塑料吸液嘴，以免流体或杂质吸入管内，导致阻塞。吸液嘴与吸液杆的连接必须匹配密合。②吸液嘴在使用前须经湿化，即在正式吸液前将所吸溶液吸放2～3次。另外，有些新购的吸液嘴是经硅化过的，这有利于减少液体的吸附。③加样器每年应检验校准2～3次，以保证加样的准确性。④使用后调至最大量程。

（三）水浴箱的使用

目前，实验室用水浴箱多为电热恒温水浴箱，加热方式多为U型浸入式电热管加热，温度控温采用数字式电子控温，读数直观准确，在使用范围内可任意调节。

1. 使用方法　①先加水于水箱内，再接通电源。打开电源开关，电源指示灯亮表示电源接通。②将温度选择开关拨向设置端，调节温度选择旋钮，同时观察显示读数，设定所需的温度值（精确到0.1℃）。③当设置温度值超过水温时，加热指示灯亮，表明加热器已开始工作。④在水温达到设置水温时，恒温指示灯亮，加热指示灯熄灭，此时加热器停止工作。

2. 注意事项　①箱外壳必须有效接地。②在未加水前，切勿开电源，以防止电热管内的电热丝被烧坏。

（四）离心机的使用

离心机是利用离心力把溶液中的粒子进行分离的一种仪器。根据离心机转速的不同常将离心机分为普通离心机（最高转速4000r/min）、高速离心机（最高转数20000r/min）和超速离心机（最高转速100000r/min以上）。下面以普通离心机为例，说明离心机的使用方法。

使用离心机前，应先检查离心机转动状态是否平稳，以确定离心机性能；检查套管与离心管大小是否相配，套管是否铺好软垫（用棉花或橡皮）。使用过的套管底部有无碎玻片或漏孔（碎玻片必须取出，漏孔须修补好），检查合格后，每一对离心管放入一对套管中，然后连套管一起分置天平两侧，用滴管向较轻的一侧离心管与套管之间加水，直至天平两侧平衡为止。将各对已平衡的套管连同内容物放置于离心机内，两个等重的管必须放于对称位置。

放妥后，接通电源开关，逐步扭动转速旋钮，缓慢增加离心机转速，直至所需的转速即开始计时。到达规定时间后，仪器将自动归零。待离心机停稳后，将离心管和套管一同取出。

五、实验报告的书写

实验是指在一定的条件下，排除各种次要因素，突出主要因素，让现象以纯粹的典型方式重现的过程。通过实验课使学生掌握临床检验技能，培养学生动手能力、观察能力、分析问题、解决问题的能力，巩固和深化所学的基础和临床知识，同时也是学习撰写科学研究论文的过程。将实验的全部过程和结果写成文字材料就构成了实验报告。实验报告是反映实验过程和结果的书面材料，完整地记录实验的全过程，并包括对实验结果的分析和总结。

（一）实验报告的书写要求

实验报告的写作水平是衡量学生实验成绩的一个重要方面，实验报告必须独立完成，禁止抄袭。

实验报告在写作上应具有正确性、客观性、公正性、确证性和可读性等五个特点。在正确性方面，要求实验报告的实验原理、方法、数据、结论和实验报告的表述均是准确无误的。在客观性方面，要求实验人员以客观的态度观察实验和记录现象，而且在写作时也要客观、忠实地报告实验结果。在公正性方面，要求实验人员在描述实验和报告实验结论时不能带有任何偏见。在确证性方面，要求在实验报告中提到的实验结果是要能被证实的，不但要经得起自己的重复和验证，而且要经得起其他人的重复和验证。在可读性方面，实验报告的写作应符合语法的规范要求，并具有简洁、流畅的写作风格。

（二）实验报告的书写内容

一般情况下，实验报告的书写应包括如下内容。

1. 实验目的 明确实验课要达到的目的，使实验在明确的目的指引下进行。

2. 实验原理 学生在老师讲解的基础上，按自己的理解，用简明扼要的文字、框图或化学反应式将实验原理表述出来。它是学生反复理解思考经过再加工的原理，而不是机械的照抄。

3. 实验材料、仪器和主要试剂 写出主要或关键的试剂名称、成分及其作用。主要试剂是指直接与原理有关的或直接影响实验成败的试剂。促使学生去思考试剂的作用，有助于认识和理解实验的原理和特点。

4. 实验操作步骤 根据具体的实验写出主要的操作步骤、流程图或工作表。进一步回顾实验全过程，有助于学生理解实验的设计和每步的目的意义，在操作步骤中写出对相关问题的理解。

5. 实验记录 正确及时的记录原始数据和观察到的现象，不得涂改，培养学生实事求是、严谨的工作作风和良好的工作习惯。

6. 结果计算 列出计算公式，并代入原始数据进行计算，加深对公式的理解和应用，要求学生对检验过程和结果要知其然，还要知其所以然。

7. 结果报告 按正规的临床检验结果报告方式发出报告，并注明参考区间。

8. 临床意义 简要说明该项目异常主要见于哪些生理和病理情况。

9. 讨论和体会 该部分是学生回顾、反思、总结、归纳所学知识的过程，学生可自由发挥，围绕实验相关问题进行讨论。即使得出的结果不理想，也可通过分析讨论，找出原因和解决的办法。

（姜旭淦）

实验二　分光光度计的性能检查

一、分光光度计的使用

【实验目的】

了解分光光度法的基本原理，熟悉 722 分光光度计的操作方法。

【实验原理】

当一定波长的单色光通过某物质的溶液时，该物质能有一定程度的吸光作用，单位体积溶液中该物质的质点数越多，对光线吸收越多。因此，利用物质对一定波长光线吸收的程度可以测定其含量，该方法称为分光光度法。

分光光度法遵从 Lambert – Beer 定律。根据 Lambert – Beer 定律，当一束平行单色光通过均匀、无散射现象的溶液时，在单色光强度、溶液温度等不变条件下，溶液对光的吸光度（A）与溶液的浓度（C）及液层厚度（L）的乘积成正比。即

$$A = \lg \frac{I_0}{I} = \lg \frac{1}{T} = k\,L\,C$$

式中，I_0 表示入射光强度；T 表示透射比；I 表示透射光强度；k 表示吸光系数。

由上式可以看出，当吸光系数 k 与光程长度 L 不变时，吸光度与溶液浓度成正比。

【试剂仪器】

1. 722 分光光度计。

2. 普通比色杯，光径 1cm。

3. 石英比色杯，光径 1cm。

4. 空白溶液：根据实验选择合适的空白溶液，常用蒸馏水或无离子水。

5. 样本溶液。

【操作步骤】

1. 仪器测量前的调整

（1）打开仪器开关，仪器将自动进入标准测量模式，将仪器预热 15 分钟后即可进行测量。

（2）旋转波长旋钮，使波长显示窗示数为测量波长。

（3）将空白溶液、挡光块放入样品池，并关好样品室门。

（4）将空白溶液拉入光路，按 100% 键进行调百，观察 T 值是否为 100%。

（5）将挡光块拉入光路，按 0% 键调零，观察 T 值是否为 0。

（6）将空白溶液再次拉入光路，观察 T 值是否为 100%，如不是则再次进行调百调零直至空白溶液的透过率（T）测量值为 100%，挡光块透过率（T）测量值为 0% 时完成仪器的调整。

2. 吸光度的测量　在完成仪器的调整后，将样品放入样品池，将其拉入光路中，此时所显示的 A 值便是此样品的吸光度值。

扫码"学一学"

【注意事项】

1. 将仪器预热 15 分钟后才可进行测量。

2. 如果需要在另一个波长进行新的测量时可以不进行预热，需从［仪器测量前的调整］项下的步骤 2 开始重新进行调整。

3. 在测量过程中如果发现在拉入挡光杆时透过率不为 0，拉入空白溶液时透过率不为 100%，并已超过误差范围时，需重新进行仪器的调整。

4. 某些型号仪器没有挡光块，则打开样品室门，此时光路被关闭，用此方法代替挡光块。

【思考题】

1. 分光光度计的测定原理是什么？

2. 分光光度计测量前的调整包括哪些内容？

二、分光光度计的性能检查

【实验目的】

熟悉分光光度计的性能检查方法。

【实验背景】

分光光度计在使用一段时间后，其性能指标可能发生不同程度的变化。因此，在仪器使用前和使用过程中，需要对仪器的主要性能指标进行检查和校正，确保仪器处在正常的工作状态。

【实验原理】

分光光度计由五部分组成，即光源、单色器、吸收池、检测器和信号指示系统（图2 - 1），任一部分出现问题都会影响仪器的分析结果。目前，临床生化检测中应用较广泛的 722 型分光光度计为单波长单光束分光光度计，其工作的波长范围为 330～800nm，属于可见光范围并包含小部分近紫外区域，用钨卤素灯作为光源。单色器中色散原件是光栅，可以获得范围狭窄的接近一定波长的单色光。该仪器以光电管为光接收（测定）原件，并根据测定的信号进行计算提供吸光度、物质浓度等信息。

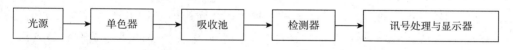

图 2 - 1　分光光度计原理示意图

分光光度计性能检查和调校主要包括光源的检查、波长的准确度与重复性检查、光谱带宽检查、透射比准确度及透射比重复性检查。

【试剂仪器】

1. 分光光度计。

2. 普通比色杯，石英比色杯，光径 1cm。

3. 镨钕玻璃。

4. 低压石英汞灯

5. 可见中性滤光片，透射比约为 10%、20%、30%。

6. 重铬酸钾标准溶液（60mg/L）。在分析天平上称取干燥过的重铬酸钾（基准试剂）（$K_2Cr_2O_7$）0.060 g，置于 50ml 烧杯中，用适量双蒸水溶解，加入 1mol/L 高氯酸 1ml，移入 1000ml 容量瓶中，以二次蒸馏水稀释至刻度，摇匀并避光保存。

7. 氧化钬溶液（40g/L）。在天平上称取干燥过的氧化钬（Ho_2O_3，基准试剂）4.0 g，置于 50ml 烧杯中，加入体积分数 10% 的高氯酸溶液溶解，移入 100ml 容量瓶中，以体积分数 10% 高氯酸溶液稀释至刻度，摇匀并避光保存。

8. 高氯酸溶液（0.001mol/L）。取无水冰醋酸 750ml，加入高氯酸 8.5ml 摇匀，在室温下缓缓滴加醋酐 23ml，边加边摇，加完后再振摇均匀、放冷。加无水冰醋酸适量使成 1000ml，摇匀，放置 24 小时，标记为 0.1mol/L 高氯酸溶液。取 0.1mol/L 高氯酸溶液 1ml，加入到容量瓶中，用无水冰醋酸定容至 100ml。

【操作步骤】

（一）光源检查与校正

打开仪器电源开关，将波长调整到 550nm 处。在吸收池内放一张白纸片，如果在纸片上看到的黄色光斑均匀，边缘清晰整齐，则光源正常；如果明暗不均，形状异常，则需要调整光源的位置。调整时，放松灯座固定螺丝，上下左右四个方向缓慢移动光源灯座，并观察光斑情况，使纸片上的黄色光斑均匀明亮且边缘整齐，然后拧紧灯座固定螺丝。

（二）波长准确性与波长重复性检查

在整个波长范围内按每大约 100nm 左右选择一个波长点，参考波长见 GB/T 26798—2011。选用透射比（或吸光度）方式，以空气作参比测量氧化钬溶液（或镨钕滤光片）的吸收峰波长。单方向对每一组谱线（或吸收峰）按波长顺序依次测量，测量 3 次，每个波长 3 次测量值的平均值与参考波长标称值之差为单波长误差，单波长误差中的最大值为波长准确度；每个波长 3 次测量值的最大值与最小值之差为单波长重复性，所有单波长重复性之中的最大值为仪器的波长重复性。波长准确性和波长重复性应不超过 GB/T 26798—2011 中表 1 的要求。

（三）光谱带宽检查

1. 试验程序　用低压石英汞灯 546.07nm 谱线（如波长范围不能覆盖 546.07nm，则应根据波长覆盖范围依次选用 435.83nm 或 253.65nm 谱线）或仪器自有的氘灯 656.1nm 特征谱线，能量测量方式，最小波长采样间隔，测量谱线轮廓。先找出峰高（峰最大能量值与峰两侧背景能量值之差），然后单向移动波长，记下峰高 50% 时的波长读数 λ_1 和 λ_2。

2. 计算　按下式计算光谱带宽。

$$\Delta\lambda = |\lambda_1 - \lambda_2|$$

式中，$\Delta\lambda$ 表示光谱带宽；λ_1 和 λ_2 分别表示峰高能量值为 50% 时的波长示值。

仪器的光谱带宽应在光谱带宽标称值的（0.8~1.2）倍范围内。

（四）透射比准确度及透射比重复性检查

1. 紫外光谱区透射比测定　用装有高氯酸溶液的石英比色杯作参比，按仪器说明要求校准仪器的 100% 及 0%，然后测量重铬酸钾溶液在波长 235nm、257nm、313nm、350nm 处的透射比，每个波长测量 3 次，3 次测量的平均值与标称值（见 GB/T 26798—2011 表 A.5）之差为单波长透射比误差，单波长透射比误差中的最大值为紫外光谱区透射比准确度；每个波长 3 次测量值的最大值与最小值之差为单波长透射比重复性，单波长透射比重复性中的最大值为紫外光谱透射比重复性。

2. 可见光谱区透射比测定　　光谱带宽选为 2nm。以空气作参比，按仪器说明要求校准仪器 100% 及 0%，然后测量可见中性滤光片在波长 440nm、546nm 和 635nm 处的透射比。每个波长每种滤光片测量 3 次，3 次测量的平均值与标称值之差为单波长透射比误差，单波长透射比误差中的最大值为可见光谱区透射比准确度；每个波长每种滤光片 3 次测量的最大值与最小值之差为单波长透射比重复性，单波长透射比重复性中的最大值为可见光谱区透射比重复性。

仪器的透射比准确性和透射比重复性应不超过 GB/T 26798—2011 中表 2 的要求。

【注意事项】

1. 开机预热　　分光光度计需要预热，通常是打开电源，打开试样室盖，预热 15 分钟以上，使仪器的光源、光电管等元件处于稳定平衡状态。

2. 试剂配制　　实验中所用各种试剂的准确配制对于实验结果至关重要，因此配制时需要特别注意溶质的准确称量和溶剂的正确体积，实验结果出现异常时，首先要核查所配置的试剂是否符合要求。

3. 校正和维修　　如果检测仪器性能不能达到规定要求，则需要按照说明进行校正和维修，必要时联系厂家的售后服务。

【思考题】

1. 分光光度计性能检查的主要内容是什么？
2. 检查分光光度计波长准确性的方法是什么？

（王太重）

实验三 自动生化分析仪的性能检查

自动生化分析仪是将生化分析中的取样、加试剂、混合、恒温反应、自动监测、数据处理以及实验后清洗等步骤进行自动化操作的仪器，可以完全模仿并代替手工操作。它的应用大大提高了生化检验的准确度和工作效率，适应了临床医学发展对检验医学的要求。

一、波长准确度试验

扫码"学一学"

【实验目的】

熟悉自动生化分析仪的波长准确度试验检查方法，了解自动生化分析仪波长准确度试验判定标准。

【实验背景】

自动生化分析仪已广泛应用临床实验室，仪器刚出厂时虽经校准，但由于长途运输或使用日久，机械性能改变、色散元件移位、灰尘污染及气温等多种因素的影响，致使波长产生误差。因此有必要对波长准确度进行检测。

【实验原理】

在特定条件下，测定某一已知浓度物质的吸光度，将吸光度值除以溶液的浓度得到该物质的消光系数。与已知消光系数进行比较，对生化分析仪波长的准确性做出评价。

【试剂仪器】

1. 紫外 – 可见分光光度计。

2. 旋转光栅式分析仪。

3. 全自动生化分析仪。

4. 生化分析仪用吸光度标准物质（要求：吸光度值分别为 0.5、1.0），本实验采用冰冻人血清酶活性浓度标准物质［GBW（E）090283］，见表 3 – 1。

表 3 – 1 标准物质量值信息

组分	标准值	相对不确定度（%）	单位
ALT	180.6	1.4	活性浓度（U/L）
AST	298.7	1.4	活性浓度（U/L）
GGT	158.9	1.8	活性浓度（U/L）

5. 蒸馏水。

【操作步骤】

（一）半自动生化分析仪波长准确度试验

1. 分光式仪器的波长准确度试验 任选 3 条基本均匀分布的低压汞灯或氧化钬溶液标准物质、氧化钬滤光片、标准干涉滤光片的波长参考数据作为波长标准值。单方向对每个波长分别测量 3 次，它们的算术平均值与波长标准值之差为波长示值误差 $\Delta\lambda$，其中最大值与最小值之差为波长重复性 δ_λ。

16

按式 3 - 1 计算波长示值误差 $\Delta\lambda$：

$$\Delta\lambda = \frac{1}{3}\sum_{i=1}^{3}\lambda_i - \lambda_s \tag{3-1}$$

式中，λ_i 表示第 i 次波长测量值；λ_s 表示波长的标准值。

按式 3 - 2 计算波长重复性 δ_λ：

$$\delta_\lambda = \lambda_{最大} - \lambda_{最小} \tag{3-2}$$

式中，$\lambda_{最大}$ 表示波长的最大值；$\lambda_{最小}$ 表示波长的最小值。

2. 滤光式分析仪的中心波长误差和带宽　用波长示值误差不大于 1nm 的分光光度计，对分析仪所附的滤光片进行波长 – 透射比光谱特性曲线（图 3 - 1）扫描，并按式 3 - 3 和式 3 - 4 计算滤光片的中心波长 λ_0 和中心波长误差 $\Delta\lambda$。

$$\lambda_0 = \frac{\lambda_1 + \lambda_2}{2} \tag{3-3}$$

式中，λ_0 表示中心波长；λ_1、λ_2 分别表示透射比为 $1/2 T_m$ 时对应的波长，T_m 为滤光片的最大透射率。

$$\Delta\lambda = \lambda_0 - \lambda_s \tag{3-4}$$

式中，λ_s 表示滤光片的波长标准值。

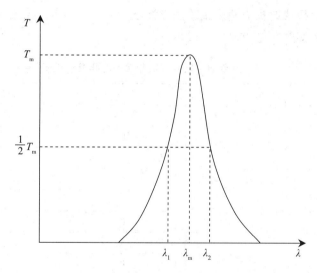

图 3 - 1　波长 – 透射比光谱特性曲线

按式 3 - 5，计算滤光片的带宽 $\Delta\lambda_{0.5}$：

$$\Delta\lambda_{0.5} = \lambda_2 - \lambda_1 \tag{3-5}$$

（二）全自动生化分析仪波长准确度试验

1. 试验步骤

（1）设定全自动生化分析仪波长 340nm。

（2）样品 20μl（用蒸馏水代替），加试剂 I 300μl（用蒸馏水代替），2 分钟读空白吸光度值（A_1），后加试剂 II（吸光度值分别为 0.5 和 1.0 的生化分析仪用标准物质）80μl，1 分钟读吸光度值（A_2）。

2. 吸光度值计算　生化分析仪在检测当中，加蒸馏水 300μl + 20μl，而标准物质吸光度值 0.5（或 1.0）只加入 80μl，其比色杯中共有溶液 400μl（300μl + 20μl + 80μl）。根据全自动生化分析仪比色杯光径为 L，因此吸光度值为 0.5 和 1.0 的生化分析仪用标准物质的吸光度值如下：

$$吸光度值 = \left[\left(A_2 - A_1\right) \times 400/80\right] / L \qquad (3-6)$$

式中，L 表示自动生化分析仪比色杯的光径。

每个标样测定 3 次。根据比色杯容量大小，可参考上述溶液比例调整溶液至合适测量体积。

【结果分析】

1. 半自动生化分析仪波长准确度试验判定标准　应符合表 3-2 规定。

表 3-2　半自动生化分析仪计量性能要求（波长）

类	分光原理	级	波长范围	波长示值误差	重复性	中心波长误差	带宽
一	棱镜式或光栅式	A	340~700	±1	0.5		
		B		±3	1.5		
		C		±5	2.5		
二	干涉滤光片或吸收滤光片	A	340~700			±2	≤10
		B				±4	≤12
		C				±6	≤15

2. 全自动生化分析仪波长准确度试验判定标准　计算 3 次测量值的算术平均值与相应的标准值之差，应符合表 3-3 规定。

表 3-3　全自动生化分析仪计量性能要求（波长）

类	吸光度	级	吸光度的准确度
一	0.5	A	±0.01
		B	±0.02
		C	±0.03
	1.0	A	±0.02
		B	±0.04
		C	±0.07
二	0.5	A	±0.02
		B	±0.03
		C	±0.04
	1.0	A	±0.04
		B	±0.06
		C	±0.08

【注意事项】

1. 分光式仪器的波长准确度试验时紫外-可见分光光度计波长准确度优于 1nm。

2. 依据波长-透射比光谱特性曲线，正确寻找 T_m。

二、吸光度线性试验

【实验目的】

熟悉自动生化分析仪的吸光度线性试验检查方法。了解自动生化分析仪吸光度线性试验判定标准。

【实验背景】

全自动生化分析仪通过测定吸光度计算反应溶液中待测物的浓度，当待测物浓度高于检测系统线性范围上限时结果不可靠，此时需要按一定比例稀释样本后上机检测后再按稀释比例进行计算，以获得准确、可靠的检测结果。进行吸光度线性试验，寻找吸光度线性误差，有助于更加准确检测样本中的待测物。

【实验原理】

利用已知在一定浓度范围内吸光度呈线性的物质在待检测仪器上进行检测，观察浓度与吸光度的实际情况。

【试剂仪器】

1. 氯化钴标准溶液

（1）0.1mol/L 盐酸溶液　于 1000ml 磨口瓶中加入 900ml 蒸馏水，用移液管吸取 8.3ml 浓盐酸注入磨口瓶中，用蒸馏水补至 1000ml，搅拌均匀后盖上瓶盖待用。

（2）40.0g/L 氯化钴溶液　在分析天平上准确称取分析纯固体氯化钴（$CoCl_2 \cdot 6H_2O$）80.78 g，置于 100ml 烧杯中，用 0.1mol/L 盐酸溶液溶解后，移入 500ml 容量瓶中。用少量 0.1mol/L 盐酸溶液冲洗烧杯若干次，洗液放入容量瓶中，用 0.1mol/L 盐酸稀释至刻度，摇匀后置阴凉处备用。

（3）系列氯化钴溶液　按表 3-4 要求，吸取不同体积的 40.0g/L 氯化钴溶液置 100ml 容量瓶中，用 0.1mol/L 盐酸稀释至刻度，摇匀，置于阴凉处备用。

表 3-4　系列氯化钴溶液的配制（100ml）

氯化钴浓度（g/L）	吸取 40.0g/L 氯化钴溶液的体积（ml）
2.0	5.0
4.0	10.0
6.0	15.0
8.0	20.0
10.0	25.0

2. 橘红 G 溶液　用分度值为 0.1mg 以下的电子天平称取橘红 G 粉末 0.5 g，轻轻放入蒸馏水中，调整蒸馏水用量，利用分光光度计调整吸光度在 2.00（450～520nm）。

【操作步骤】

1. 半自动生化分析仪吸光度线性试验　以蒸馏水为参比液，依次用 2.0、4.0、6.0、8.0、10.0g/L 的氯化钴标准溶液，在 510nm（500～520nm）波长处测量各浓度溶液的吸光度值。各浓度溶液连续测量 3 次，然后将所得数据按式 3-7 和式 3-8 计算线性误差 Δ_i。

$$\overline{K} = \frac{1}{n} \sum_{i=1}^{n} \frac{A_i}{c_i} \qquad (3-7)$$

式中，$\overline{K}$ 表示特定波长下标准溶液的平均单位吸光度值；n 表示同一标准溶液不同浓度的个数；A_i 表示同一标准溶液不同浓度 3 次实测的吸光度平均值；c_i 表示同一标准溶液的不同浓度值。

$$\Delta_i = \frac{K_i - \overline{K}}{\overline{K}} \times 100\% \qquad (3-8)$$

式中，Δ_i 表示线性示值误差；K_i 表示某一浓度标准溶液的单位吸光度值。

2. 全自动生化分析仪吸光度线性试验 对分析仪 340nm 和 450～520nm 范围内任一波长进行线性范围测定，色素原液吸光度应比分析仪规定的吸光度的上限高 5% 左右。

表 3-5 波长溶液溶质配置对照表

波长（nm）	溶质	溶剂（稀释液）
340	重铬酸钾	0.05mol/L 硫酸
450-520 内任一波长	橘红 G	去离子水

注：溶剂中可添加表面活性剂（如添加 0.01% TritonX-100）

用相应的稀释液将色素原 0/10、1/10、2/10、3/10、4/10、5/10、6/10、7/10、8/10、9/10、10/10 的比例稀释，共获得 11 个浓度梯度。在分析仪上，测定上述溶液的吸光度，每个浓度测定 5 次，计算平均值。

以相对浓度为横坐标，吸光度平均值为纵坐标，用最小二乘法对 0/10、1/10、2/10 和 3/10 这 4 个点进行线性拟合，按照式 3-9、式 3-10 和式 3-11 计算后 5～11 点的相对偏倚 D_i。

$$D_i = \frac{A_i - (a + b \times c_i)}{a + b \times c_i} \times 100\% \tag{3-9}$$

式中，A_i 表示某浓度点实际测定的吸光度的平均值；a 表示线性拟合的截距；b 表示线性拟合的斜率；c_i 表示相对浓度；i 表示浓度序号，范围为 5～11。

$$b = \frac{n \sum_{i=1}^{n} A_i c_i - \sum_{i=1}^{n} A_i \sum_{i=1}^{n} c_i}{n \sum_{i=1}^{n} c_i^2 - (\sum_{i=1}^{n} c_i)^2} \tag{3-10}$$

$$a = \frac{\sum_{i=1}^{n} A_i}{n} - b \times \frac{\sum_{i=1}^{n} c_i}{n} \tag{3-11}$$

式中，A_i 表示某浓度点实际测定的吸光度的平均值；c_i 表示相对浓度；n 表示选定的浓度个数；i 表示浓度序号，范围为 1～4。

【结果分析】

1. 半自动生化分析仪吸光度线性试验判定标准 见表 3-6。

表 3-6 半自动生化分析仪吸光度线性判定标准

类	分光原理	级	线性示值误差（%）
一	棱镜式或光栅式	A	±5
		B	±4
		C	±5
二	干涉滤光片或吸收滤光片	A	±8
		B	±5
		C	±6

2. 全自动生化分析仪吸光度线性试验判定标准 相对偏倚小于 ±5% 的吸光度范围即为吸光度线性范围，应满足最大吸光度不应小于 2.0。

三、精密度试验

【实验目的】

熟悉自动生化分析仪的精密度试验检查方法。了解自动生化分析仪精密度试验判定标准。

【实验原理】

精密度一般用标准偏差（standard deviation，SD）或变异系数（coefficient of variation，CV）表示，精密度评价实验至少需要进行 20 个可接受的工作日。如下为美国临床和实验室标准协会（clinical and laboratory standards institute，CLSI）评价方案（evaluation protocol，EP）系列文件中 EP5 - A2 文件要求进行的精密度试验原理及过程。

1. 熟悉阶段 在正式试验进行前，仪器应当在实验室运行一段时间，以便能掌握好仪器使用等操作。熟悉仪器阶段，实验者不应收集精密度评价实验的数据，只需记录仪器日常工作情况，一般为 5 个工作日，也可根据仪器的简单或复杂程度，适当增减。

文件熟悉阶段要求实验者熟悉 CLSI EP5 - A 文件关于临床化学设备精密度评价的内容，至少应持续 5 个工作日，如有必要可适当延长时间。实验者应进行预实验，预实验时仪器可以分析实验室常规使用的测试样品和质控品。在预实验数据收集完成后，实验者应根据预实验时的日常室内质控结果计算实验控制限。

2. 初步批内精密度评价实验 取低值、高值血清各一份，分别测定 20 次，计算标准差（s）式 3 - 12 和变异系数（CV）式 3 - 13。

$$s = \sqrt{\frac{\sum_{i=1}^{n}(x_i - \bar{x})^2}{n-1}} \qquad (3-12)$$

$$CV = \frac{s}{x} \times 100\% \qquad (3-13)$$

式中，$\bar{x}$ 表示 20 次测定结果的算数平均值；x_i 表示每次测定结果；n 表示测定次数。

把预实验得到的实验控制限和初步批内精密度评价实验得到的 SD、CV 值，与仪器生产商提供的预期值进行比较。如果实验控制限或 SD、CV 值与仪器生产商提供的预期值严重不符，则应寻找问题的原因积极解决问题。如果在预实验过程中使用了精密度评价实验样品，且无明确异常情况发生，上述 5 个工作日（或更长时间）内收集的数据可与评价实验时收集的数据合并使用，但是所有数据应符合质量控制可接受性检查。

3. 实验评价阶段

（1）要求、注意事项 ①每个工作日分析 2 批实验样品，每批间隔时间应该大于 2 小时，每批实验的实验样品做双份测定，如有 1 批数据因质控规则或其他原因必须舍弃时，在分析原因并采取相应措施后应增加 1 批。②每批实验均应包含日常室内质控品，以判断这批数据或某个工作日的可接受性。如果是使用两个或两个以上浓度的日常室内质控品时，整个评价实验都应坚持这种质控方法。在不同的批次或不同的工作日，应随机改变实验样品和日常室内质控品的分析顺序。③可以模拟实际操作，如果条件允许，在每批实验之间可以加入 10 例甚至更多的患者标本。

（2）精密度试验数据处理过程

①离群值的处理 用初步精密度测试的 20 个数据计算标准差，若正式精密度测试每批两个重复测试值之差超过初步精密度标准差的 ±5.5 倍，则这对数据视为离群值，弃去并重做。

②批内精密度的计算 计算公式如下。

$$s_r = \sqrt{\frac{\sum_{i=1}^{I}\sum_{j=1}^{2}(x_{ij1} - x_{ij2})^2}{4I}} \qquad (3-14)$$

式中，i 表示实验总天数；j 表示 1 天内的实验批数（通常为 2 批）；X_{ij1} 表示第 i 天第 j 批重复测定第 1 次的结果；X_{ij2} 表示第 i 天第 j 批重复测定第 2 次的结果。

③仪器总精密度的计算　批内、批间和天间的不精密度以方差形式相加，即可反映仪器总不精密度。

运行间和天间标准差的计算，公式为：

$$\bar{x} = \frac{\sum_{i=1}^{I} \sum_{j=1}^{2} (x_{ij1} + x_{ij2})}{4I} \qquad (3-15)$$

计算仪器总精密度需要先求出批均数标准差（A）和日均数标准差（B）：

$$A = \sqrt{\frac{\sum_{i=1}^{I} (\bar{x}_{i1} - \bar{x}_{i2})^2}{2I}} \qquad (3-16)$$

$$B = \sqrt{\frac{\sum_{i=1}^{I} (\bar{x}_{i..} - \bar{x}_{...})^2}{I-1}} \qquad (3-17)$$

式中，i 表示实验总天数；x_{i1} 表示第 i 天第 1 批的平均值（重复 2 次的均值）；x_{i2} 表示第 i 天第 2 批的平均值（重复 2 次的均值）；$x_{i.}$ 表示第 i 天所有结果的均值；$\bar{x}_{...}$ 表示所有结果的均值。

运行间标准差计算公式：

$$s_{rr} = \sqrt{A^2 - \frac{s_r^2}{2}} \qquad (3-18)$$

天间标准差计算公式：

$$s_{dd} = \sqrt{B^2 - \frac{A^2}{2}} \text{（如为负数则定为 0）} \qquad (3-19)$$

仪器总精密度计算公式：

$$s_T = \sqrt{s_{dd}^2 + s_{rr}^2 + s_r^2} \qquad (3-20)$$

$$\text{总不精密度：} CV = \frac{s_r}{x} \qquad (3-21)$$

④与仪器生产商提供的数据作统计学比较　批内精密度值和总精密度值须通过卡方（χ^2）检验与仪器生产商提供的数据进行统计学比较。

批内精密度的自由度（R）与用于计算它的数据对的数目一样，因此它就等于可接受的工作日天数乘 2。

总精密度的自由度（T）计算公式如下：

$$ME = S^2 r \text{（批内均方）} \qquad (3-22)$$

$$MR = 2A^2 \text{（批均方）} \qquad (3-23)$$

$$MD = 4B^2 \text{（日均方）} \qquad (3-24)$$

$$T = \frac{I(2ME + MR + MD)^2}{2ME^2 + MR^2 + \frac{I}{I-1}MD^2} \qquad (3-25)$$

取与计算值最接近的整数作为总精密度的自由度。

在计算出自由度后，再分别计算批内精密度、总精密度评价的检验统计量。

批内精密度评价的检验统计量： $\chi^2 = \dfrac{S^2 r \times R}{\sigma_r^2}$ （3 - 26）

式中，σ_r^2 表示仪器生产商提供的批内精密度的平方。

总精密度评价的检验统计量： $\chi^2 = \dfrac{S^2 T \times R}{\sigma_T^2}$ （3 - 27）

式中，σ_T^2 表示仪器生产商提供的总精密度的平方。

计算的检验统计量 χ^2 应当与 χ^2 界限值相比较才能加以判断，如果 $\chi^2 < \chi^2_{0.05(\nu)}$，则 $P > 0.05$，即实验得到的批内精密度或总精密度评估值与仪器生产商提供的数据无显著性差异；反之，如果 $\chi^2 > \chi^2_{0.05(\nu)}$，则 $P < 0.05$，即实验得到的批内精密度或总精密度评估值与仪器生产商提供的数据有显著性差异，应积极寻找仪器批内精密度或总精密度不合格的原因。

【试剂仪器】

精密度评价实验样品应采用稳定的、以蛋白质为基质、可模拟临床样本特性的产品，必要时可采用稳定的混合冰冻血清，推荐使用两个浓度水平。选择的浓度应尽量跨越仪器可测范围内有意义的部分，如果使用两个以上的浓度水平时，增加的浓度应尽可能地接近实验室使用的医学决定水平。本实验使用丙氨酸氨基转移酶（ALT）新鲜正常混合血清和高值异常混合血清。

【操作步骤】

1. 实验样品测定　每天上下午各做 1 批实验，即进行 ALT 中等浓度、高浓度各一检测，每批之间至少间隔 2 小时。每批实验同一浓度的实验材料做双份测定。记录实验结果，连续测定 20 天。

2. 数据处理　每对结果间的差是每批的批内差。在 20 天共做了 40 批，这些差值客观地反映了较长时间周期内的批内不精密度。

对每批的双份结果以均值表示平均水平，一天做 2 批，2 批均值间的差表示这一天的批间差，20 天有 20 个批间差，对这些差值统计后，减去其中批内差的成分，称为真正的批间不精密度。

每天做 2 批，有 2 个批均值，再求每天的均值，表示每天 4 个结果的平均水平，20 天有 20 个每天均值，这些均值间的差表示日间差，扣除内含的批间差因素就是真正的日间不精密度。

将批内、批间和日间的不精密度以方差形式相加，可得到样品均值下具有的总标准差，由它客观地反映真正的总不精密度。

【结果分析】

1. ALT 为例进行精密度试验，测定结果见表 3 - 7。

表 3 - 7　ALT 测定总不精密度实验数据

| 天数 | 第一批 | | 第二批 | | 第一批平均值 | 第二批平均值 | 日平均值 |
	结果 1	结果 2	结果 1	结果 2			
1	42.00	43.00	44.00	44.00	42.50	44.00	43.25
2	41.00	42.00	41.00	42.00	41.50	41.50	41.50
3	43.00	41.00	41.00	41.00	42.00	41.00	41.50
4	45.00	43.00	42.00	44.00	44.00	43.00	43.50

| 天数 | 第一批 | | 第二批 | | 第一批平均值 | 第二批平均值 | 日平均值 |
	结果1	结果2	结果1	结果2			
5	43.00	44.00	42.00	42.00	43.50	42.00	42.75
6	42.00	43.00	43.00	41.00	42.50	42.00	42.25
7	43.00	45.00	45.00	45.00	44.00	45.00	44.50
8	43.00	42.00	42.00	42.00	42.50	42.00	42.25
9	45.00	42.00	44.00	45.00	43.50	44.50	44.00
10	43.00	44.00	42.00	41.00	43.50	41.50	42.50
11	41.00	42.00	43.00	44.00	41.50	43.50	42.50
12	44.00	45.00	43.00	42.00	44.50	42.50	43.50
13	45.00	43.00	44.00	46.00	44.00	45.00	44.50
14	43.00	41.00	42.00	41.00	42.00	41.50	41.75
15	41.00	42.00	42.00	40.00	41.50	41.00	41.25
16	41.00	44.00	42.00	40.00	42.50	41.00	41.75
17	43.00	40.00	41.00	44.00	41.50	42.50	42.00
18	40.00	41.00	42.00	43.00	40.50	42.50	41.50
19	44.00	42.00	42.00	42.00	43.00	42.00	42.50
20	42.00	43.00	41.00	44.00	42.50	42.50	42.50

由表 3－7 计算出批内精密度 $S_r = 1.16$，总精密度 $S_T = 1.43$，日内批间 $S_{rr} = 0.69$ 和日间 $S_{dd} = 0.77$，以及 $CV_总 = 3.35\%$。

2. 以采用速率法检测的 ALT 为例进行精密度试验结果汇总见表 3－7。

表 3－7　全自动生化分析仪检测 ALT 精密度试验结果

项目	浓度	$\bar{x}$	S_r	S_{rr}	S_{dd}	S_T	$CV_总$	1/4 EA	1/3 EA	结论
ALT（U/L）	中	42.60	1.16	0.69	0.77	1.43	3.35%	5%	6.66%	符合
	高	83.20	1.23	0.71	0.97	1.93	2.32%	5%	6.66%	符合

注：EA 指允许误差。

国际上已明确提出检测系统的批内标准差应为美国临床实验室修正法规（CLIA′88）规定的室间质量评估允许误差（EA）的 1/4，日间标准差应为该允许误差的 1/3（若允许误差以% 表示，则使批内重复变异系数小于允许误差的 1/4，日间重复变异系数小于允许误差的 1/3），已知 ALT 的允许误差为 20%。

四、交叉污染率试验

【实验目的】

熟悉自动生化分析仪的交叉污染率试验检查方法，了解其判定标准。

【实验背景】

由于生化分析仪共用吸样针、试剂针、搅拌棒以及比色杯，当生化仪长期使用致其清洗能力下降、比色杯老化后引起吸附力增加、生化仪内污垢的积聚、测试顺序安排不当，且常规清洗不能有效消除时，就会增加检测结果间交叉污染的可能性，引起测定结果的重复性和准确性降低。因此进行自动生化分析仪交叉污染率试验十分重要。

【实验原理】

交叉污染种类很多，包括：加样针携带污染、试剂针携带污染、搅拌棒携带污染、清洗系统携带污染、比色杯污染。

【试剂仪器】

1. 氯化钴标准溶液　参照本实验二、吸光度线性试验进行配制。

2. 橘红 G 血清液（色素原液）　用分度值为 0.1mg 以下的电子天平称取橘红 G 粉末 0.35 g，轻轻放入 10ml 质控血清中，用混匀器慢慢混匀溶解。

【实验步骤】

（一）半自动生化分析仪综合交叉污染率试验

采用 2.0g/L 和 10.0g/L 的氯化钴标准溶液，在 510nm（500~520nm）波长处，按照各台分析仪规定的最小样品量，先用 2.0g/L 的氯化钴标准溶液对吸收池冲洗 3 次，然后连续测量 4 次，接着对 10.0g/L 的氯化钴标准溶液连续测量 4 次。按照上述方法依次循环对 2.0g/L 和 10.0g/L 的氯化钴标准溶液重复测量，测得 4 组低浓度值与 3 组高浓度值，然后按照式 3-28 和式 3-29 将每相邻两组数值进行计算，得到 3 个低浓度到高浓度的综合交叉污染率计算值和 3 个从高浓度到低浓度的综合交叉污染率计算值，以各自的最大计算值报告结果。

$$CO_{LH} = \frac{(H_2 + H_3 + H_4)/3 - H_1}{(H_2 + H_3 + H_4)/3 - (L_2 + L_3 + L_4)/3} \times 100\% \qquad (3-28)$$

$$CO_{HL} = \frac{L_1 - (L_2 + L_3 + L_4)/3}{(H_2 + H_3 + H_4)/3 - (L_2 + L_3 + L_4)/3} \times 100\% \qquad (3-29)$$

式中，CO_{LH} 表示从低浓度到高浓度的交叉污染率；CO_{HL} 表示从高浓度到低浓度的交叉污染率；$L_1 \sim L_4$ 表示每组低浓度的测量值；$H_1 \sim H_4$ 表示每组高浓度的测量值。

（二）全自动生化分析仪样品携带污染率试验

1. 用人源血清溶解适量橘红 G，配制 340nm 吸光度约为 200 的橘红 G 原液。

2. 将橘红 G 原液准确稀释 200 倍，在分析仪上测定稀释液在 340nm 相对于蒸馏水的吸光度。重复测定 20 次，计算 20 次吸光度的平均值，乘以稀释倍数，即为橘红 G 原液的理论吸光度 $A_原$。

3. 以蒸馏水为试剂，以橘红 G 原液和蒸馏水作为样品，样品的加量为分析仪标称的最大样品量，按照原液、原液、原液、蒸馏水、蒸馏水、蒸馏水的顺序为一组，在分析仪上测定上述样品反应结束时的吸光度，共进行 5 组测定。

4. 按照式 3-30、式 3-31 计算携带污染率。

$$K_i = \frac{(A_{i4} - A_{i6})}{A_原 \times \frac{V_s}{(V_r + V_s)} - A_{i6}} \qquad (3-30)$$

$$携带污染率 = \frac{\sum_{i=1}^{5} k_i}{5} \qquad (3-31)$$

式中，A_{i4} 表示每一组测定中，第 4 个样品的吸光度值；A_{i6} 表示每一组测定中，第 6 个样品的吸光度值；i 表示该测定组序号；$A_原$ 表示橘红原液的理论吸光度；V_s 表示加入样品的体积；V_r 表示加入试剂的体积。

在测定时，去离子水中可加表面活性剂（如添加 TritonX - 100 等），允许采纳 600 ~ 700nm 作为副波长使用。

【结果分析】

1. 半自动生化分析仪交叉污染率 ≤2%。

2. 全自动生化分析仪样品携带污染率 ≤0.1%。

五、正确度试验

【实验目的】

熟悉自动生化分析仪的正确度试验检查方法，了解其判定标准。

【实验原理】

计量的正确度（correctness of measurement），系指被测量的测得值与其"真值"的接近程度。从测量误差的角度来说，正确度所反映的是测得值的系统误差。正确度高，不一定精密度高。

【试剂仪器】

冰冻人血清酶活性浓度标准物质【GBW（E）090283】（具体参照一、波长准确度试验）。

【操作步骤】

用冰冻人血清酶活性浓度标准物质测定 3 次，计算平均值，并按照式 3 - 32 计算 E_n 绝对值。

$$|E_n| = \frac{x_{\text{lab}} - x_{\text{ref}}}{\sqrt{U_{\text{lab}}^2 + U_{\text{ref}}^2}} \tag{3-32}$$

式中，x_{lab} 表示实验室测量结果平均值；x_{ref} 表示为正确度评价用测量标准标示值；U_{lab} 表示为测量不确定度；U_{ref} 表示正确度验证用测量标准的不确定度。

【结果分析】

$|E_n| \leq 1$ 则正确度符合如下判定标准的要求。当校准物分析物有有证参考物质（CRM）或其他公认的参考物质时，使用校准物校准后测量有证参考物质（CRM）或其他公认的参考物质，量值传递的正确度应符合 $|E_n| \leq 1$，当校准物分析物没有有证参考物质（CRM）或其他公认的参考物质（或不可获得）时，使用制造商溯源文件声称的参考物质或参考测量程序赋值血清代替有证参考物质（CRM）或其他公认的参考物质进行试验，量值传递的正确度应符合 $|E_n| \leq 1$。

【注意事项】

注意标准物质的保存。建议采用干冰 5 天内运输接收后应在 -70℃ 以下低温贮存直至使用。使用前，取出标准物质，避光、室温（20 ~ 25℃）平衡 30 分钟后，轻轻颠倒混匀。

（伦立民）

实验四　临床生物化学检验方法学评价

临床检测系统由完成一个检验项目所涉及的检测方法、试剂、仪器、校准品、质控品和操作程序等组成。良好的检测系统能够有效保证检测结果的可靠性。当某个临床检验项目所涉及的上述任何一个环节发生改变时，均需对该检测系统的性能进行全面的评价，即通过设计实验途径，分析改变后的检测系统的误差，以此来判断新检测系统的精密度与正确度能否满足临床检验的质量要求。通过临床生物化学检验方法学评价实验，使学生熟悉方法学评价实验的设计原理和基本方法，培养学生进行方法学评价的实践能力。

扫码"学一学"

一、精密度评价试验

【实验目的】

掌握精密度评价试验的原理、基本方法，熟悉具体操作过程及变异系数的计算。

【实验原理】

测量精密度（measurement precision）是指在规定条件下，对同一或类似被测对象重复测量所得示值或测得值间的一致程度，通常用不精密程度（标准偏差、方差或变异系数）表示。测量重复性又称"批内精密度"，是在一组重复性测量条件下的测量精密度。实验室内精密度是规定时间和操作（校准品和试剂可能变动），在同一机构内使用相同仪器条件下的精密度。

质控品浓度水平应接近医学决定水平和厂家精密度声明试验中所使用的浓度水平。尽可能使用与厂家声明相同的材料或类似的材料(基质)。

实验方案如下：连续测定 5 天，每天一个分析批，每批两个浓度水平，每一个浓度水平同一样本重复测定 3 次，且保证质量控制程序在控。计算批内标准差（S_r）和实验室内标准差（S_1）。

批内标准差（S_r）、批间方差（S_b^2）、实验室内标准差（S_1）及自由度（T）的计算公式如下：

$$S_r = \sqrt{\frac{\sum_{d=1}^{D} \sum_{i=1}^{n} (x_{di} - \bar{x}_d)^2}{D(n-1)}} \qquad (4-1)$$

$$S_b^2 = \frac{\sum_{d=1}^{D} (\bar{x}_d - \bar{\bar{x}})^2}{D-1} \qquad (4-2)$$

$$S_1 = \sqrt{\frac{n-1}{n} \cdot S_r^2 + S_b^2} \qquad (4-3)$$

$$T = \frac{[(n-1) \cdot S_r^2 + (n \cdot S_b^2)]^2}{\left(\frac{n-1}{D}\right) \cdot S_r^4 + \left[\frac{n^2 \cdot (S_b^2)^2}{D-1}\right]} \qquad (4-4)$$

式中，D 表示天数；n 表示每天重复次数；x_{di} 表示第 d 天第 i 次重复结果；$\bar{x}_d$ 表示 d 天所有结果的均值；$\bar{x}$ 表示所有结果的均值。

计算验证值（V）。

$$V = S_{\text{claim}} \times \sqrt{C}/\sqrt{T} \tag{4-5}$$

式中，S_{claim} 表示厂家声明的实验室标准差；T 表示有效自由度；C 表示从 χ^2 界值表查得的结果；V 表示验证值。

如果实验室观测的标准差低于这一验证值，则通过验证厂家的声明。

本实验以 GOD-POD 法测定血糖来进行实验室内重复性试验。

【试剂仪器】

1. 血糖质控血清制备　收集无溶血、无脂浊的多份人血清标本，混合后分装冻存作为本实验的质控血清。

2. 试剂盒　购买稳定性好的血糖标准品和葡萄糖氧化酶法血糖测定试剂盒。

3. 仪器检查和校准　本实验所用半自动生化分析仪、分光光度计等仪器需进行检查和校准，如比色杯是否清洁、光源、波长检查等。

【操作步骤】

1. 数据测定与记录　将血清标本严格按照 GOD-POD 试剂盒说明书进行操作，获得血糖的结果，按照表 4-1 的格式输入 Excel 中（实例演示）。每一天的均值和标准差使用 AVERAGE 和 STDEV 函数进行计算。最后一列（G）显示批方差，是将前一列（F）的批标准差平方获得。

表 4-1　使用 Excel 计算实验室变异系数

	A	B	C	D	E	F	G
1	精密度验证						
2	重复次数	3					
3	天数	5					
4		重复1	重复2	重复3	批均值	批标准差	方差
5	第一天	7.70	7.70	7.70	7.70	0.000	0.000
6	第二天	7.59	7.65	7.59	7.61	0.032	0.001
7	第三天	7.87	7.92	7.92	7.90	0.032	0.001
8	第四天	7.87	7.87	7.81	7.85	0.032	0.001
9	第五天	7.81	7.87	7.76	7.81	0.055	0.003
11	总均值	AV（E5：E9）			7.773		
12	批内方差（V_r）	AV（G5：G9）			0.001		
13	批内标准差（S_r）	SQRT（E12）			0.035		
14	批间标准差（S_b）	SD（E5：E9）			0.118		
15	批间方差（V_b）	E14 * E14			0.014		
16	V_r/V_b 比值				0.087		
17	总方差	[（B2-1）/B2] * E12 + E15			0.015		
18	实验室内标准差（S_I）	SQRT（E17）			0.121		
19	实验室变异系数（CV）	（E18/E11）* 100			1.563		
20							

2. 计算批内标准差(S_r)和实验室内标准差(S_1)　①对 E5 到 E9 的数据，使用 AVERAGE 函数获得总均值（7.773mmol/L）；②对 G5 到 G9 数据，使用 AVERAGE 函数，获得平均批内方差（0.001）；③使用 SQRT 函数对 E12 取平方根，获得批内标准差（0.035）；④对 E5 到 E9 的数据，使用 STDEV 函数计算批间标准差（0.118）；⑤对 E14 平方，获得批间方差（0.014）；⑥通过将 E12 与 E15 的值相除，获得批内与批间方差的比值（0.087）；⑦计算总方差：批内方差乘以因子$(n-1)/n$（其中 n 为 B2 中输入的重复次数）加上批间方差（E15）（0.015）；⑧对上述值（E17）使用平方根计算实验室内标准差（0.121）；⑨E18 除以 E11，乘以 100，得到实验室变异系数。

3. 计算验证值

（1）计算 T　根据式（4-4）计算 T，表 4-2 显示在 Excel 中的逐步计算过程（实例演示如下）。

表 4-2　T 值计算过程

	A	B
1		
2	重复次数	3
3	天数	5
4	批内方差（V_r）	0.001
5	批间方差（V_b）	0.014
6	V_r/V_b 比值	0.087
7	$(n-1)V_r$	0.002
8	nV_b	0.042
9	上述两项之和	0.044
10	上述项之平方 = 分子	0.002
11	$(n-1)/D$	0.400
12	$(n-1)DV_r$ 平方	0.0000006
13	n 平方（V_b 平方）/（D-1）	0.0004
14	上述两项之和 = 分母	0.0004
15	分子/分母得 T 值	4.47
16		

（2）计算验证值（V）　一旦确定 T 值（表 4-2），C 值在"对选择水平提供 5% 假失控率χ^2 分布的选择百分点"表中查询（参见附录5）。对于上述实例，假定两个水平的质控品，$T=4.47$。查附录5得，自由度为 4（第 2 行），且浓度水平为 2（B 列），得出结果为 11.14。

如果厂家声明的实验室不精密度（标准差）是 0.110mmol/L，假定 C 为 11.14，T 为 4.47，它们的平方根分别是 3.34 和 2.11，根据式（4-5）计算验证值为 0.110 × 3.34/2.11，即 0.174mmol/L。

【结果分析】

估计的实验室内不精密度为 0.121mmol/L，小于 0.174mmol/L，意味着实验室通过厂家声明的验证。

【注意事项】

1. 分析样本的选择　标准液、控制物溶液、患者标本或混合血清均可作为分析样本。批内重复性试验时，用标准液可以得到各种不同浓度的样品，较为简便，它代表了更好的重复性性能。进行天间重复性试验时，用冻干质控血清较好，因其稳定、方便。

2. 分析物浓度的选择　宜选择在医学上具有决定性意义的浓度进行试验。

3. 不精密度水平符合行业标准 厂家声明的不精密度水平（变异系数或标准差）须小于行业公认的允许不精密度水平。

二、正确度试验

测量正确度（measurement trueness）是指无穷多次重复测量所得量值的平均值与一个参考量值间的一致程度，与系统测量误差有关，通常以偏倚表示。

（一）分析参考物质的正确度试验

【实验目的】

掌握分析参考物质的正确度试验的设计原理、基本方法及实验数据处理，熟悉分析参考物质的正确度试验的具体操作。

【实验原理】

正确度验证的第一种方法是分析具有指定值的参考物质。参考物质包括：①具有互换性的有证参考物质；②具有溯源性及互换性的正确度验证物质。推荐至少选择 2 个浓度水平参考物质，其代表方法可报告范围中高和低的决定性浓度。在 3～5 天时间内每批进行 2 次重复测定，然后计算均值和标准差，以及置信区间帮助验证指定值。

本实验通过 GOD – POD 法测定血糖参考物质，计算该法的系统误差来评价方法的正确度。

【试剂仪器】

1. 葡萄糖标准液（2.20mmol/L）。

2. 试剂盒和仪器。血糖检测试剂盒和仪器准备与精密度试验相同。

【操作步骤】

1. 数据测定及记录 将血清标本严格按照 GOD – POD 试剂盒说明书进行操作，获得血糖的结果。按照表 4 – 3 的格式输入 Excel 中（实例演示）。

表 4 – 3　使用参考物质的正确度 Excel 电子表格计算

	A	B	C
1	具有指定值的参考物质		mmol/L
2			2.20
3	第一天	重复1	2.04
4		重复2	2.09
5	第二天	重复1	2.15
6		重复2	2.04
7	第三天	重复1	2.09
8		重复2	1.98
9	第四天	重复1	2.15
10		重复2	2.09
11	第五天	重复1	2.09
12		重复2	2.04
13			
14	计算	COUNT（C3：C12）	10
15	均值	AV（C3：C12）	2.07
16	标准差	SD（C3：C12）	0.05
17	标准误	C16/SQRT（C14）	0.02
18	t 临界值		3.25
19	上置信限	C15 + C18 * C17	2.127
20	下置信限	C15 – C18 * C17	2.020

2. 计算置信区间　用 AVERAGE 和 STDEV 函数计算均值和标准差，然后利用 10 次测量值计算均值的标准误。自由度为 $N-1$ 及 $P=0.010$ 的临界值为 3.25，参见附录 6。计算的 95% 置信区间为 2.020～2.127mmol/L。

【结果分析】

置信区间（2.020～2.127mmol/L）并没有包括指定值 2.20mmol/L，因此由这些实验数据不能证实正确度。

（二）使用患者样本的正确度验证试验

【实验目的】

掌握使用患者样本的正确度验证试验的设计原理、基本方法及统计分析。

【实验原理】

使用患者样本的正确度验证方案中比较方法首选的是参考方法。由于较难获得参考方法，目前在临床实验室比较方法多采用已得到临床验证的常规方法。实际上此种"正确度"验证方案，得出的不是真正的"偏倚"，而是两种方法之间的系统误差，通常表示为差值。

实验方案：①检测 20 份患者样本，其浓度水平覆盖检测方法的可报告范围；②在实验室以常规操作方式检测患者新鲜样本；③在 3～4 天时间内，每天由试验方法和比较方法在 4 小时内检测 5～7 份样本；④整个过程确保稳定的操作条件和有效的试验结果；⑤检查比较数据识别异常的结果；⑥计算配对结果之间的差值，可绘制差值与比较值之间的差值图，用图形显示；⑦将数据进行配对 t 检验计算，确定方法之间的平均差值以及差值的标准差；⑧计算置信区间和（或）验证限，将测量的差值（或百分差值）与厂家的声明进行比较。

本实验以血糖的参考方法——己糖激酶（HK）法测定血糖当作比对方法来评价 GOD－POD 法测定血糖的系统误差。

【试剂仪器】

1. GOD－POD 法血糖试剂盒和 HK 法血糖试剂盒。

2. 血清标本，其浓度尽可能覆盖整个分析范围。

3. 仪器的准备与重复性试验相同。

【操作步骤】

1. 数据测定及记录　采用 GOD－POD 法和 HK 法，严格按照试剂盒说明书对血清标本进行检测，结果按照表 4－4 的格式输入 Excel 中（实例演示）。

表 4－4　使用 Excel 进行差值或百分差值的计算 （mmol/L）

	A	B	C	D	E
1	正确度	Y	X		
2		试验方法结果	比较方法结果	Y_i-X_i	(Y_i-X_i-B)
3	1	4.18	4.24	-0.06	-0.19
4	2	6.99	6.66	0.33	0.19
5	3	14.08	14.41	-0.33	-0.47
6	4	16.67	16.17	0.49	0.36
7	5	1.60	1.38	0.22	0.08
8	6	18.98	19.14	-0.16	-0.30
9	7	2.31	2.26	0.06	-0.08

	A	B	C	D	E
10	8	8.47	8.47	0.00	−0.14
11	9	21.89	21.34	0.55	0.41
12	10	5.12	5.06	0.06	−0.08
13	11	13.20	13.15	0.05	−0.08
14	12	3.96	3.80	0.17	0.03
15	13	17.16	16.94	0.22	0.08
16	14	5.45	5.56	−0.11	−0.25
17	15	20.63	20.63	0.00	−0.14
18	16	9.24	8.91	0.33	0.19
19	17	3.25	2.97	0.28	0.14
20	18	10.07	10.18	−0.11	−0.25
21	19	11.72	11.22	0.49	0.36
22	20	23.98	23.71	0.27	0.14
23	和	218.90	216.15		
24		10.95	10.81	0.14	0.24
25		Y 均值	X 均值	差值（B）	差值标准差（SD_diff）
26		AV（B3：B22）	AV（C3：C22）		S（E3：E22）
27	置信限	t 临界值	n	上限	下限
28	P = 0.01	2.861	20	0.29	−0.02
29	验证限	厂家声明		上限	下限
30	P = 0.01	0.11		0.26	−0.04

A 列表示样品编号，B 列为试验方法结果，C 列为比较方法结果。D 列表示试验方法结果与比较方法结果之间的差值。试验方法结果和比较方法结果的均值显示在各自列的底端，分别为 10.95mmol/L 和 10.81mmol/L。这两者均值之间的差值为系统误差（差值）的估计值，0.14mmol/L。E 列显示单个差值与方法之间差值（偏倚）的差值（$Y_i - X_i - B$）。这一列的差值得到 S_{diff}，即差值标准差的估计值。

2. 计算置信区间 实验方案计算的差值（偏倚）为 0.14mmol/L，计算的置信区间公式见式（4-6）和式（4-7）。

$$CI_{上限} = B + \frac{t_{crit} \times s_{diff}}{\sqrt{N}} \qquad (4-6)$$

$$CI_{下限} = B - \frac{t_{crit} \times s_{diff}}{\sqrt{N}} \qquad (4-7)$$

式中，$CI_{上限}$ 表示置信区间上限；$CI_{下限}$ 表示置信区间下限。

本实例中计算的差值为 0.14mmol/L，自由度为 $N-1=19$，$P=0.01$ 的 t 临界值（t_{crit}）为 2.861（查临界值表，见附录6），计算的 s_{diff} 为 0.24mmol/L，当 N 为 20，表4-4中，上限为 0.29，下限为 −0.02。

如果厂家声明的差值（偏倚）为 0.11mmol/L，以相同的方式可计算厂家声明的验证限，表4-4中可获得验证限为 −0.04 ～ 0.26mmol/L。

【结果分析】

实验室计算的差值（偏倚）0.14mmol/L 落在验证限之中，证明了厂家的声明。也就是置信限覆盖厂家的声明，因此证明了数据与厂家的声明一致。

（三）回收试验

【实验目的】

掌握回收试验的设计原理、基本方法及实验数据处理的方法，熟悉回收试验的具体操作及注意事项。

【实验原理】

回收试验主要是用来分析某临床检测方法正确测定加入常规分析样品的纯分析物的能力，目的是测定比例系统误差，以此来评价候选方法的准确度（accuracy）。通过将被分析的纯品标准液加入患者标本中，作为分析标本，另外将患者的原始样品加入相同量的无分析物的溶液作为基础样品，然后用相同的检测方法进行测定，以两者测定结果的差值作为回收量。测定值与理论值之比乘以100%即为回收率，合格的回收率应为100% ±5%。

本实验通过GOD – POD法测定生理盐水中加入血糖的回收率，计算该法的比例系统误差以评价方法的准确性。

【试剂仪器】

1. 葡萄糖标准液（80mmol/L）和生理盐水。

2. 血清标本。收集无溶血、无脂浊、无所有肝炎病毒人的混合血清，首先用GOD – POD法测定血糖的浓度，再用生理盐水稀释血糖浓度至2.2mmol/L备用。

3. 试剂盒和仪器。血糖检测试剂盒和仪器准备与重复性试验相同。

【操作步骤】

1. 样品制备

（1）基础样品　血清0.9ml + 生理盐水0.1ml。

（2）分析样品Ⅰ　血清0.9ml + 80mmol/L葡萄糖标准液0.01ml + 生理盐水0.09ml。

（3）分析样品Ⅱ　血清0.9ml + 80mmol/L葡萄糖标准液0.06ml + 生理盐水0.04ml。

（4）分析样品Ⅲ　血清0.9ml + 80mmol/L葡萄糖标准液0.09ml + 生理盐水0.01ml。

2. 血糖浓度测定　严格按照GOD – POD法试剂盒说明书测定各制备样品的血糖浓度，每份样品进行3次检测，取3次检测值的平均值得测定浓度。

3. 结果计算

$$加入浓度（mmol/L）= 标准液浓度 \times \frac{标准液量（ml）}{血清量（ml）+ 标准液量（ml）+ 生理盐水（ml）}$$

$$回收浓度 = 分析样品测定浓度 - 基础样品测定浓度$$

$$回收率（\%）=（回收浓度 \div 加入浓度）\times 100\%$$

将各项计算结果填入表4 – 5中。

表4 – 5　回收试验的数据处理

样品	测定浓度（mmol/L）	回收浓度（mmol/L）	加入浓度（mmol/L）	回收率（%）
基础样品				
回收样品Ⅰ				
回收样品Ⅱ				
回收样品Ⅲ				
平均回收率				

【结果分析】

一般检验方法，要求回收率在95%～105%。一个含葡萄糖真值为6.7mmol/L的标本，若用该方法测定的结果约为：真值6.7×平均回收率，误差＝真值6.7×比例系统误差。也就是说，当平均回收率越接近100%，其比例系统误差就越小，用该检测方法测得结果的误差就越小，说明其受基质的影响也越小，该检测方法的准确度就越高。反之亦然。

【注意事项】

1. 准确加量　这是本试验最主要的关键技术，因为被分析物的理论值是根据加入标准液的体积及原样品的体积计算所得，如果吸样量稍有误差，就会直接影响检测结果。所以，选择经过校准的吸管，严格地清洗与干燥，按照正规的要求进行吸量等均非常重要。

2. 样品浓度　样品中加入标准液后，总的浓度必须在测定方法的分析范围之内，加入标准液后，最好使实验样品的被测浓度达到医学决定水平的浓度。一般需要测定加入高、中、低三种不同浓度的回收试验，计算平均回收率。

3. 加入标准液的体积　加入标准液的体积在整个样品中的占比要小，一般要求在10%以内，以避免检测样本时血清被过度稀释而导致误差发生改变或者消失。

三、干扰试验

【实验目的】

掌握干扰试验的设计原理、方法，熟悉干扰试验的具体操作及注意事项。

【实验原理】

干扰试验是测定非特异性（non-specificity）和干扰（interference）两者引起的误差，既用于检测某方法的特异性，也用于检测干扰物质对检测方法的干扰作用，以此来评价某临床检测方法的准确度。当加入的干扰物浓度一定时，产生的误差是恒定系统误差，误差的实际大小随着干扰物浓度大小而异。具体操作基本与回收试验一样，只是干扰试验中加入的是疑有干扰或非特异性反应的物质而不是标准液。

本实验选用尿酸作GOD-POD法测定血糖的干扰物，尿酸可以和GOD反应生成的H_2O_2发生反应，使部分H_2O_2不能参与第二步POD的偶联反应，从而降低显色强度，产生负的测定误差。

【试剂仪器】

1. 尿酸标准液（9.0mmol/L）配制　称取碳酸锂（AR）90mg，溶解在40ml蒸馏水中，加热至60℃使其完全溶解。称取尿酸（Mw168.11）1513mg溶于热碳酸锂溶液中，冷却至室温，移入100ml容量瓶中，用蒸馏水准确定容，贮存于棕色瓶中备用。

2. 其他准备　血清标本、血糖检测试剂盒和仪器准备与重复性试验相同。

【操作步骤】

1. 样品制备

（1）基础样品　血清0.9ml＋蒸馏水0.1ml。

（2）干扰样品Ⅰ　血清0.9ml＋9.0mmol/L尿酸标准液0.05ml＋蒸馏水0.05ml。

（3）干扰样品Ⅱ　血清0.9ml＋9.0mmol/L尿酸标准液0.1ml。

（4）尿酸样品　蒸馏水0.9ml＋9.0mmol/L尿酸标准液0.1ml。

2. 测定与计算　各检测样品均做双份葡萄糖GOD-POD法测定，取两次检测结果的平均值为测定浓度。加入干扰物浓度的计算与回收试验相似。

$$干扰物加入浓度（mmol/L）= 干扰物溶液浓度 \times$$

$$\frac{干扰物溶液量（ml）}{血清量（ml）+ 干扰物溶液量（ml）+ 蒸馏水量（ml）}$$

$$干扰值（mmol/L）= 干扰样品测定浓度 - 基础样品测定浓度$$

将各项计算结果填入表 4–6 中。

表 4–6　干扰试验的数据处理

样品	葡萄糖测定值（mmol/L）	加入尿酸值（mmol/L）	干扰值（mmol/L）	干扰率（%）
基础样品				
干扰样品Ⅰ				
干扰样品Ⅱ				
尿酸样品				

【结果分析】

根据上述计算结果和中华人民共和国卫生行业标准 WS/T403 2012 或者 CLIA'88 规定的血清葡萄糖可接受范围，来分析干扰物带来的测定误差在临床上是否有意义。

【注意事项】

1. 加入可疑干扰物的浓度　一般应达到有临床价值的范围，最好能达到病理标本的最高浓度值。在确认有影响后还应测定在何浓度时，产生的误差在临床上无意义，即确定使分析结果影响试验临床应用价值的最低可疑物浓度值。

2. 可疑干扰物　可根据被检测物质的检测方法原理，提示出可能的干扰物。一般考虑的是用胆红素、溶血（血红蛋白）、脂血、防腐剂、抗凝剂等干扰物进行试验。但干扰试验有一定的局限性，因为人们只能试验部分物质的影响，还有许多药物和食物成分未经试验证实，亦不能认为无关。

3. 其他　与回收试验相同，准确加量也是本试验最主要的关键技术，加入干扰物的体积一般应控制在整个样品的 10% 以内。

4. 消除干扰的常用方法　①做空白（对照）试验：一是试剂空白，可以校正标本读数中的试剂部分；另一种是标本空白，用以补偿标本中的被测物以外的其他物质的影响。②采用各种物理、化学的方法分离去除干扰物。③使用双波长或多波长检测仪器，以排除干扰因素。

四、检测限试验

【实验目的】

掌握检测限试验的设计原理和基本方法；熟悉检测限试验的具体操作、注意事项和评价标准。

【实验原理】

检出能力包含针对检测限低值附近的检测准确性进行评估的一组性能参数，即空白限（limit of blank，LoB）、检出限（limit of detection，LoD）和定量限（limit of quantitation，LoQ）。LoB 为测量空白样本时可能观察到的最高测量结果，并非样本中实际被测物的浓度。LoD 是由给定测量程序获得的测得值，其声称的物质成分不存在的误判概率为 β，声称的物质成分存在的误判概率为 α（α 和 β 的默认值为 0.05），也被称作检测低限、最小可检测浓度。LoQ 为满足声明的精密度和正确度，在声明的实验条件下能够可靠定量的分析物的最低浓度，又称定量检出限。

【标本选择与数据收集原则】

1. 标本选择原则

（1）空白标本和低值标本应能反映出患者阴性标本检测结果的一致性。空白标本为不含被测量的标本，实验室比较容易得到的空白标本包括实验室纯水、超纯水、商业化生理盐水、检验系统清洗缓冲液。理想的空白标本是被证实不含特定被测量的商业化标本稀释液。

（2）可通过稀释或添加标本的方法来获得所需最低检测浓度的低值标本和空白标本，并假设这些标本检测的结果和阴性患者标本的结果相似。

（3）选择低值患者标本时应保证标本量充足。建议将标本分装并冰冻保存（−70 ~ −20℃），每次试验前取用，以保持稳定性和一致性。

2. 数据收集和复查原则

（1）实验数据是在不同实验条件下通过大量检测而获得的，可运用不同的方法来设计试验过程，例如每天在不同的检测仪器上用不同批号的试剂进行检测，也可以用某一台仪器对某一批号的试剂进行检测。

（2）在完成一个检测流程后，应立即对数据进行检查，以发现可能的操作失误或结果遗漏。除检测方法本身产生的错误外，其他原因产生的异常数据宜在当日重新检测并替换，任何重测数据都应和原始数据一起被记录。

（3）所有数据收集完成后应充分考察，并应进行适当的统计分析以排除离群值。

【操作步骤】

检出能力声明的验证：①验证试验用于保证测量程序在标准实践中的性能与建立者提供的声明一致；②采用一个仪器系统、一个试剂批号在多天内对小数量的标本进行重复检测。计算与声明一致的测量结果比例，与适当的临界值进行比较，以判断验证的结果。如果观察的比例小于规定临界值，则表明性能不符合声明。

1. LoB 声明的验证

（1）方案要求　最基本的试验方案应包括：①1 个试剂批号；②1 个仪器系统；③3 天实验；④2 个空白标本；⑤每天每个标本重复测量 2 次；⑥总计 20 个空白重复检测结果。

（2）数据分析　数据分析方式如下：①保证检测结束时有足够的测量结果进行数据分析，至少应包括 20 个空白标本结果；②计算空白测量结果小于或等于 LoB 声明的百分比；③将得到的百分比与附录 7 中临界值比较，如果没有匹配的测量结果总数（N），选择最接近的值；④如果观察百分比大于附录 7 中的值，则验证成功；⑤如果观察百分比小于附录 7 中的值，则验证失败，查找原因。

2. LoD 声明的验证　LoD 声明的验证同 LoB，只是标本选择 2 个 LoD 声明浓度附近的。

3. LoQ 声明的验证

（1）方案要求　以下方案适用于基于 TE 准确度目标的 LoQ 声明验证。最简单的试验设计应包括：①1 个试剂批号；②1 个仪器系统；③3 天实验；④2 个 LoQ 声明浓度附近的标本；⑤每天每个标本重复测量 2 次；⑥总计 20 个低值重复检测结果。

（2）数据分析　数据分析方式如下：①保证检测结束时有足够的测量结果进行数据分析，至少应包括 20 个标本结果；②对每个标本计算靶值 ± 允许 TE；③计算每个标本落在允许总误差范围内的检测结果个数，然后计算所有标本检测结果满足 LoQ 声明的可接受标准的比例；④将得到的百分比与附录 7 中临界值比较，如果没有匹配的测量结果总数（N），选择最接近的值；⑤如果观察百分比大于或等于附录 7 中的值，则验证成功；⑥如果观察百分比小于附录 7 中的值，则验证失败，查找原因。

　　TE 的计算可依据两种被广泛接受的模型：Westgard 模型［见式（4 – 7）］和均方根（RMS），或方差模型［见式（4 – 8）］。

Westgard 模型

$$TE = |Bias| + 2s \qquad (4 - 7)$$

RMS 模型

$$TE = \sqrt{s^2 + Bias^2} \qquad (4 - 8)$$

式中，TE 表示允许总误差；Bias 表示偏移；s 表示标准差。

【注意事项】

1. 检测限　可以表示实验方法的灵敏度，但两者的概念不同。检测限是一种分析方法的最大检测能力的评价指标，更具实用性。例如双缩脲法测定蛋白质的检测限为 200mg/L，而 Lowry 法则为 25mg/L，很明显 Lowry 法的灵敏度要比双缩脲法高。但灵敏度与取样体积、分析方法以及最后的比色或检测需要量均有密切关系。特别是在微量分析中，空白读数的大小与稳定性对灵敏度的影响非常大，不可忽视。

2. 灵敏度　与分析变异有关，所以有学者以斜度/标准差代表灵敏度，在检测待测物浓度较小差别时，这里的灵敏度容易与检测限相混淆。因此，要使方法的灵敏度保持稳定，必须结合精密度及正确度来全面考虑。

　　（1）终点法灵敏度　用在特定波长下 1cm 光径时单位浓度的吸光度值来表示，如胆固醇酶法测定试剂盒要求其灵敏度 A_{500nm} 为 0.005 时的胆固醇浓度相当于 0.08mmol/L。

　　（2）连续监测法灵敏度　用特定波长下 1cm 光径单位酶活性的吸光度值来表示，在试剂盒质量合格时，其灵敏度值与理论计算的 $\Delta A/\min \times$ 因数值一致。试剂盒的质量与灵敏度密切相关，灵敏度达不到要求的试剂盒不宜使用。

五、Westgard 方法性能决定图绘制

【实验目的】

　　掌握 Westgard 方法性能决定图（method decision chart，MDC）绘制的基本方法；熟悉 Westgard MDC 绘制的具体操作过程与结果判断。

【实验原理】

　　正确度和精密度是检测系统的两大最主要的性能指标，二者结合起来就是检测系统的准确度，但这三个指标仅能用好或者不好来形容，其定量表示方法是以其反义词不精密度（以 CV 表示）、不正确度或者偏倚（以 bias 表示）、不准确度或总误差（total error，TE）来表示。近年来许多实验室采用 Westgard 方法性能决定图方案来评价检测系统，把不精密度和偏倚结合在一起以图像形式表达检测系统的总误差水平能否接受。评价方案中通过对检测系统的不精密度和不正确度进行评估，所得数据点画在 Westgard 方法性能决定图上，此点称为操作性能点（operating point），代表检测系统的总误差水平，根据该点在图上的位置与要求的允许总误差（allowable total error，TEa）作比较，来判断检测系统的分析性能可否

接受。目前有 3 种计算误差的方式（bias 代表不正确度，s 或 CV 代表不精密度）。

$$TE = bias + 2s < TEa \text{ 或 } TE\% = bias\% + 2CV\% < TEa\%。$$

$$TE = bias + 3s < TEa \text{ 或 } TE\% = bias\% + 3CV\% < TEa\%。$$

$$TE = bias + 4s < TEa \text{ 或 } TE\% = bias\% + 4CV\% < TEa\%。$$

应用 Westgard MDC，将不正确度和不精密度以图像的形式表达，在图上与要求的质量标准作比较，结果简单明了。

根据以上几次的实验结果，应用 Westgard MDC，可以对葡萄糖氧化酶法（GOD - POD 法）的性能作一综合性的评价。

【操作步骤】

1. 确定允许总误差　建议采用中华人民共和国卫生行业标准 WS/T403 2012。该标准对临床生物化学检验常规项目的允许总误差进行了规定，应以此为实验室的最低质量目标，评估检测系统的可接受性。当然技术水平高的实验室可以制定更高的接受标准。此外，也可以使用基于生物学变异的允许总误差。实验室主管应该选择适合自己的质量目标。

2. 确定不精密度　严格按照 NCCLS EP5 - A 文件要求操作精密度试验，每天分两批测定 1 个质控品，两批间隔至少 2 小时以上，每个样品重复测定两次。连续 20 天，记录下所测定的结果，根据 NCCLS EP5 - A 文件公式来确定检测项目的批内不精密度、批间不精密度、日间不精密度、总不精密度和总变异系数的值。

3. 确定不正确度　以项目的偏倚（bias %）来反映检测方法不正确度。$bias = (|\text{测定值} - \text{靶值}|) / \text{靶值} \times 100\%$。

4. 确定操作点　计算直接测定的不精密度、不正确度相对于总允许误差的百分比，分别用 CV%/TEa、bias %/TEa 表示，就是操作点在 Westgard 方法性能决定图上的横、纵坐标。

5. 绘制方法性能决定图　以允许偏倚为纵坐标，允许不精密度为横坐标，制作 Westgard 方法性能决定图（图 4 - 1），设定允许总误差为 10%，纵坐标从 0 到 TEa，横坐标从 0 到 1/2TEa。

图 4 - 1　Westgard 方法性能决定图

从 y 轴的 TEa 点到 x 轴的 1/2TEa 画一直线是 bias % + 2CV 线，连接 y 轴的 TEa 点到 x 轴的 1/3TEa 是 bias % + 3CV 线，连接 y 轴的 TEa 点到 x 轴的 1/4TEa 是 bias % + 4CV 线。

3 条线将图分为 4 个区，分别为不符合要求性能区（poor performance）、临界性能区（marginal performance）、良好性能区（good performance）和优秀性能区（excellence performance）。将每个检验项目的不精密度和偏倚结合在一起，标记在方法决定图上，可判断该项目的可接受性。

【结果分析】

方法性能判定的不同水平结果　根据操作点在方法决定图上的位置来判断方法的性能。4 种可能分别如下。

（1）性能差　操作性能点位于不符合要求性能区，说明方法的总误差水平超过了 TEa 的要求，表明该测定方法不能满足质量要求，对于常规操作不能被接受。若出现这种情况，必须认真查找原因并进行处理，必要时更换新的检测系统。

（2）临界性能　若操作性能点位于临界性能区，说明方法的总误差小于 bias% + 2CV 水平，提示该分析系统的性能一般可以接受，必须由经验丰富的检验人员应用，特别注意预防性保养，监视仪器性能，使用 Westgard 多规则质控方法等措施。尽管能满足临床要求，但很可能失控，日常操作中，需要全面质量控制策略，增加训练有素的操作者，减少人员的轮转，增强仪器维护措施，小心监测患者检测结果，持续努力地改善方法性能。

（3）良好　操作性能点位于良好性能区，说明方法的总误差小于 bias% + 3CV 水平，表明该测定方法能满足质量要求，但需要较好的预防性保养；在日常工作中，只要小心计划统计质量程序且能运用每批 4~6 个控制测定值的多规则质控方案，测定方法就能很好地进行管理。

（4）优秀　若操作性能点位于优秀性能区，说明方法的总误差小于 bias% + 4CV 水平，提示它们的分析性能完全可以接受，通常使用简单的质量控制方法如 1_{3s} 规则便能很好地控制其质量。在日常工作中测定方法易于管理，通常每批 2 个控制测定个数，单规则的质控方案就能很好地控制。

（胡正军）

实验五　临床生物化学试剂盒性能评价

一、线性范围试验

【实验目的】

掌握试剂盒线性范围的评价方法，了解用多项式回归评价线性范围的方法。

【实验背景】

临床生物化学试剂盒线性范围指患者标本未经任何处理（稀释、浓缩或其他预处理），由检测系统直接测量得到的可靠结果范围，在此范围内一系列不同标本分析物的测量值与实际浓度（真值）呈线性比例关系。

线性范围是试剂盒性能评价的一个重要指标。线性范围的评价有助于发现方法学原理、仪器、校准品、试剂、操作程序、质量控制计划等方面的误差来源。

在检验医学领域，经过多年的发展和改进，已经建立了多种评价线性范围的方法。由最初的目测分析判断、平均斜率法，到美国临床和实验室标准协会（CLSI）的统计学回归分析评价方案（EP 6 - P），再到美国病理学家协会（CAP）的多项式线性评价方案（CAP - IRC），再发展到 CLSI 采纳 CAP - IRC 方法后得到的 EP 6 - A 以及最新的 EP 6 - A2。

我国相关部门和机构也发布了一些行业标准，如国家标准《临床化学体外诊断试剂（盒）（GB/T 26124—2011）》、卫生行业标准《临床实验室对商品定量试剂盒分析性能的验证（WS/T 420—2013）》、卫生行业标准《临床化学设备线性评价指南（WS/T 408—2012）》等。2011 年发布的国家标准作为行业的基准，用于试剂盒的评价。2012 年和 2013 年原卫生部分别颁布了卫生行业标准，指导临床实验室的线性评价。

本实验以葡萄糖氧化酶法试剂盒为例，按照国家标准规定该试剂盒的线性范围为 0 ~ 22.24mmol/L。为评价其线性范围，需要配制 40mmol/L 葡萄糖标准溶液作为储存液，用于高浓度样本的制备。实验结果分别按 GB/T 26124—2011 和 WS/T 408—2012 进行判断。

【实验原理】

本实验通过配制不同浓度的葡萄糖标准溶液，用 GOD - POD 法试剂在生化分析仪或分光光度计上测定其相应结果，以理论浓度为横坐标，实测浓度为纵坐标，作图，即可得到其线性范围的直观图。

【试剂仪器】

1. 40mmol/L 葡萄糖标准溶液　称取已干燥恒重的无水葡萄糖 7.208g，溶于 12mmol/L 的苯甲酸溶液约 700ml 中，定容至 1000ml。

2. GOD - POD 法血糖试剂盒。

【操作步骤】

1. 仪器准备　仪器开机后，按照 GOD - POD 血糖试剂盒和配套校准品及质控品的说明书进行定标和室内质控操作。

2. 线性样本准备　制备 GOD - POD 法血糖试剂盒线性范围的高浓度样本和低浓度样

扫码"学一学"

本。高浓度样本（样本 H）：6ml 浓度为 40mmol/L 葡萄糖标准溶液混合 4ml 的蒸馏水。低浓度样本（样本 L）：10ml 蒸馏水。将样本 L 和样本 H，按照表 5 - 1 比例混合，得到 5 个不同浓度样本。

表 5 - 1　线性范围试验操作步骤

	X_1	X_2	X_3	X_4	X_5
样本 L（μl）	400	300	200	100	0
样本 H（μl）	0	100	200	300	400
理论浓度（mmol/L）	0	6	12	18	24

将 5 个不同浓度的样本，随机排列，每个样本测定 4 次。

3. 离群点检查（Dixon 方法）　将每个样本（X_1 到 X_5）4 次的测定结果从大到小排列成 $Y_1 \sim Y_4$；计算离散值（D）；将离散值与界线值比较，确定有无离群点。计算 $D = Y_1 - Y_4$、$D_1 = (Y_1 - Y_2)/D$ 和 $D_2 = (Y_3 - Y_4)/D$。根据界限值 $P_{0.05} = 0.765$ 和 $P_{0.01} = 0.889$，当 D_1 超过界限时，说明 Y_1 为离群值，当 D_2 超过界限时，说明 Y_4 为离群值，离群值需剔除。

表 5 - 2　线性评价的测定数据与离群点检查（浓度单位 mmol/L）

样本浓度（mmol/L）	X_1	X_2	X_3	X_4	X_5
理论浓度	0	6	12	18	24
测定浓度 Y_1					
测定浓度 Y_2					
测定浓度 Y_3					
测定浓度 Y_4					
极差 $D = Y_1 - Y_4$					
$Y_1 - Y_2$					
$D_1 = (Y_1 - Y_2)/D$					
$Y_3 - Y_4$					
$D_2 = (Y_3 - Y_4)/D$					

（1）计算均值　计算每个样本去除离群点后测定结果的均值。

（2）绘制曲线图　以理论浓度为横坐标，测定结果的均值为纵坐标，作图，见图5 - 1。

图 5 - 1　GLU 测定试剂盒理论浓度和实测浓度均值散点图

【结果分析1】

直线回归：若所有梯度浓度试验测试点呈直线趋势，即可采用回归分析，求出此直线的截距 a 和斜率 b，建立直线回归方程 $y = a + bx$，并求出相关系数（r）。

一般来说，要求 a 接近于 0，b 在 $0.95 \sim 1.05$ 之间，r 满足说明书要求。若满足此条件，则可简单判断该试剂盒的线性范围符合要求。若 a 偏大，$b < 0.95$ 或 $b > 1.05$ 则认为实测值与预期值间存在较大偏差，可舍去某一组数据，另作回归分析，直到 a 接近于 0，b 在 $0.95 \sim 1.05$ 之间，r 满足说明书要求，此时的线性范围即为线性范围。

【结果分析2】

多项式回归：该方法采用了二元一次直线回归、二次和三次的曲线回归统计处理，以统计估计值与实际检测值的差异来判断，统计误差最小的为最适直线或曲线，而且在分析过程中结合临床允许的偏差。如线性评价的结果从统计学上认为非线性，但若采用线性方式处理患者结果的偏差不超过临床允许的误差，可以接受作为线性处理，称为临床可接受线性。

1. 回归分析 先对所绘制的曲线图按照表 5 – 3 进行一次、二次和三次多项式回归分析，此步可采用统计学软件（如 SPSS，SAS）。

表 5 – 3 多项式回归结果表

阶别	回归方程	回归自由度（Rdf）
一次	$Y = b_0 + b_1 X$	2
二次	$Y = b_0 + b_1 X + b_2 X^2$	3
三次	$Y = b_0 + b_1 X + b_2 X^2 + b_3 X^3$	4

回归系数用 b_i 表示，在二次多项式级模型中，b_2 为非线性系数；在三次多项式模型中，b_2 和 b_3 为非线性系数。计算每个非线性系数斜率的标准差 SE_i（可由回归程序算出），然后进行 t 检验，判断非线性系数是否有统计学意义，即与 0 之间有无差异。一次多项式模型中的 b_0 和 b_1 两个系数不用分析，因为它们不反映非线性。b_2 和 b_3 的统计分析按下式计算：

$$t = b_i / SE_i$$

自由度的计算公式为 $df = LR - Rdf$，L 为准备的不同浓度样本数，R 为重复检测次数，Rdf 为回归分析时的自由度，指 Rdf 回归模型中系数的数量（包括 b_0）。将所有计算结果填入表 5 – 4。

表 5 – 4 线性回归分析统计表

阶别	回归系数	结果	斜率标准误	t 检验	自由度 $df = LR - Rdf$	t 值界限值	回归标准误
A	b_0				–	–	
A	b_1				18	2.101	
B	b_0				–	–	
B	b_1				–	–	
B	b_2				17	2.11	
C	b_0				–	–	
C	b_1				–	–	
C	b_2				–	–	
C	b_3				16	2.12	

注1：计算 t 检验结果时，斜率标准误和回归系数的小数位数要尽可能多。数据建议用统计学软件处理，如 SPSS 软件：输入两列数据后 – 分析 – 回归 – 曲线估计 – 加入变量和自变量，在模型中勾选线性，二次项和立方，显示 ANOVA 表格 – 确定。

注2：表中的"–"代表缺省。

注3：A 代表一次多项式，B 代表二次多项式，C 代表三次多项式。

如果二次和三次多项式中非线性系数 b_2 和 b_3 对应 t 值小于 t 界限值 $t_{0.05, Rdf}$（$P > 0.05$），则认为存在线性关系，除非有不精密度高的假象造成非线性。如果二次多项式模型的非线性系数 b_2，或三次多项式模型的 b_2 或 b_3 中任一个与一项式相比，b_2 / b_3 越接近于 0，说明接近线性，偏离越大说明非线性程度越大。可用统计学分析，如存在显著性差异（$P < 0.05$），则该组数据存在统计学上的非线性。要结合临床允许的偏差来评价非线性程度。

2. 非线性程度检验　线性评价是为临床服务的，只有结合临床实际情况才具有实用价值。多项式回归分析强调的是利用统计学方法判断线性，没有考虑到临床允许误差，为此提出了对统计学标准的非线性作程度判断。

临床标准的线性判定方法如下。

计算 ADL，见图 5 – 2。

图 5 – 2　ADL

计算公式如下：

$$ADL = \frac{\sqrt{\dfrac{\sum_{i=1}^{n}\left[p(x_i) - (b_0 + b x_i)\right]^2}{n}}}{\bar{c}} \times 100\%$$

$p(x_i)$ 为最优拟合二阶或三阶方程的拟合值；$b_0 + bx_i$ 为拟合一阶方程的拟合值；n 为样本数与测定次数的乘积；$\bar{c}$ 为所有测定浓度测量数据的平均值。

设定 PctBnd 小于 5% 为临床可允许的误差，将 ADL 与临界值比较，ADL 小于临界值，判定为临床可接受的非线性，即二阶线性。否则，判定为临床不可接受的非线性，即非线性。

表 5 – 5　不精密度和 ADL 的临界值（PctBnd = 5%，1 或 2 阶方程）

$\frac{\sigma}{\bar{c}} \times 100\%$	$L \times R = 10$	$L \times R = 12$	$L \times R = 14$	$L \times R = 16$	$L \times R = 18$	$L \times R = 20$
1	5.5	5.5	5.4	5.4	5.4	5.4
2	6.1	6.0	5.9	5.8	5.8	5.8
3	6.6	6.4	6.3	6.3	6.2	6.1
4	7.1	6.9	6.8	6.7	6.6	6.5
5	6.6	7.4	7.2	7.1	7.0	6.9
6	8.2	7.9	7.7	7.5	7.4	7.2
7	8.7 (P)	8.4 (P)	8.1	7.9	7.8	7.6
8	P	P	8.6 (P)	8.3 (P)	8.1	8.0
9	P	P	P	P	8.5 (P)	8.3 (P)
>9	P	P	P	P	P	P

注：L 表示样本数；R 表示重复测量的次数；P 表示最优拟合方程的精密度太差，无法进行线性判断

表 5 – 6　不精密度和 ADL 的临界值（PctBnd = 5%，3 阶方程）

$\frac{\sigma}{\bar{c}} \times 100\%$	$L \times R = 10$	$L \times R = 12$	$L \times R = 14$	$L \times R = 16$	$L \times R = 18$	$L \times R = 20$
1	5.5	5.5	5.4	5.4	5.4	5.4
2	6.1	6.0	5.9	5.9	5.8	5.8
3	6.7	6.5	6.4	6.3	6.2	6.2
4	7.2	7.0	6.9	6.8	6.7	6.6
5	7.8	7.6	7.4	7.2	7.1	7.0
6	8.4	8.1	7.9	7.7	7.5	7.4
7	9.0 (P)	8.7 (P)	8.4	8.2	8.0	7.8
8	P	P	8.9 (P)	8.6 (P)	8.4	8.2
9	P	P	P	P	8.9 (P)	8.7 (P)
>9	P	P	P	P	P	P

注：L 表示样本数；R 表示重复测量的次数；P 表示最优拟合方程的精密度太差，无法进行线性判断

3. 数据的精密度检验　多项式回归分析法要求测量数据具有较高的测量精密度，否则将会降低统计功效，低功效的统计不能得出正确的线性判断。

数据精密度判断方法如下：

$$\frac{\sigma}{\bar{c}} = \frac{\sqrt{\dfrac{\sum_{i=1}^{n} \left[y_i - p(x_i) \right]^2}{n - d - 1}}}{\bar{c}} \times 100\% < PctBnd\sqrt{\frac{n}{C}}$$

式中，d 表示最优拟合方程的阶数；C 表示不精密度界值常数，一阶或二阶常数值为 6.3，三阶常数值为 6.5。不精密度满足判断式时，说明数据的精密度好，可作为线性评价。否则，数据的精密度差，不能作线性评价。PctBnd 对大多数分析物取 5%，此时也可通过表 5 – 5、表 5 – 6 判断精密度，当表中不精密度及相应的 $L \times R$ 值所对应的临界值中标注有字母 P 时，表明测量数据的精密度差，不能满足进行线性判断的要求。

【注意事项】

1. 应以葡萄糖理论浓度作为横坐标，测定均值为纵坐标作图，而不能以葡萄糖理论浓

度和对应的吸光度值作图。

2. 本试验作线性样本稀释时，未考虑基质效应。

3. 线性评价的方法有很多，本试验结果分析 2 主要参照了 WS/T408—2012 文件。

【思考题】

简述商品试剂盒线性范围的评价方法，导致线性范围变窄的原因有哪些？

二、临床可报告范围试验

【实验目的】

掌握临床可报告范围的定义，熟悉临床可报告范围的评价方法。

【实验背景】

在临床检测中，经常会碰到实际浓度大于线性范围上限的标本。因此需了解标本是否可以通过稀释进行重新检测。临床个别标本结果低于线性范围的下限，因此需验证检测结果是否可靠。这些都与临床可报告范围相关。通过临床可报告范围的上限，可以了解试剂盒的最大稀释倍数并保证结果的可靠。通过临床可报告范围的下限，可以确定满足试剂盒的总误差要求的最低检测浓度。

【实验原理】

临床可报告范围（clinical reportable range，CRR）指定量检测项目向临床能报告的检测范围，患者标本可经稀释、浓缩或其他预处理。

测定稀释后的已知浓度/活性被测物质，比较实测结果乘以稀释倍数后的结果与已知的浓度/活性偏差是否符合试剂盒要求的偏差范围。如果符合，则该稀释倍数乘以线性范围上限即为该试剂盒的可报告范围上限。

多次测定一系列浓度在线性范围下限附近的标本，计算其 CV 值，若 CV 值刚好小于试剂盒要求时，该低值浓度为可报告范围低限。

本试验配制不同浓度的葡萄糖标准溶液，用 GOD – POD 法试剂在生化分析仪或分光光度计上测定其相应结果。

【试剂仪器】

1. 40.00mmol/L 葡萄糖标准溶液。

2. GOD – POD 法血糖试剂盒。

【操作步骤】

1. 仪器准备　仪器开机后，按照 GOD – POD 法血糖试剂盒和配套校准品及质控品的说明书进行校准和室内质控物操作。

2. 样本准备

（1）高浓度样本准备　将 40.00mmol/L 葡萄糖标准溶液用生理盐水或 5% 牛血清白蛋白生理盐水溶液按照表 5 – 7 进行 5、10、20、40 倍稀释。

表 5 – 7　高浓度样本浓度梯度稀释表

	X_1	X_2	X_3	X_4
理论浓度（mmol/L）	8.00	4.00	2.00	1.00
40.00mmol/L 葡萄糖标准溶液（μl）	100	100	100	100
稀释液（μl）	400	900	1900	3900

（2）低浓度样本准备　将4.00mmol/L葡萄糖标准溶液用生理盐水或5%牛血清白蛋白生理盐水溶液按照表5-8进行稀释，产生接近低限的5个样本。

表5-8　低浓度样本浓度梯度稀释表

	X_5	X_6	X_7	X_8	X_9
理论浓度（mmol/L）	0.1	0.2	0.3	0.4	0.5
4.00mmol/L葡萄糖标准溶液（μl）	10	20	30	40	50
稀释液（μl）	390	380	370	360	350

3. 样本测定　将$X_1 \sim X_4$，每个重复测定3次。将$X_5 \sim X_9$，每个重复测定10次。

4. 结果计算　将所测结果填入表5-9和表5-10。

分别计算平均值、SD、CV值。对于可报告范围高限还应计算乘以稀释倍数后的还原浓度和相对偏差。

表5-9　可报告范围（低限）数据记录表

mmol/L	浓度1	浓度2	浓度3	浓度4	浓度5
1					
2					
3					
4					
5					
6					
7					
8					
9					
10					
平均					
SD					
CV%					

表5-10　可报告范围（高限）数据记录

mmol/L	浓度1	浓度2	浓度3	浓度4
1				
2				
3				
平均				
稀释倍数				
还原浓度				
理论浓度				
相对偏差（%）				

【结果分析】

可报告范围低限：浓度1到浓度5中，CV低于或等于试剂盒说明书要求时的最低检测浓度即为可报告范围低限。

可报告范围高限：选取还原浓度与理论浓度的偏差（％）等于或小于试剂盒说明书标示 CV 值时的最大稀释倍数为方法推荐的最大稀释倍数，方法线性范围的上限与最大稀释倍数的乘积为该方法可报告范围的高限。

【注意事项】

1. 在可报告范围（下限）数据中，若所有浓度的 CV 数据都不符合要求，则可以继续增加待测样本的浓度直到 CV 符合要求。

2. 在可报告范围（上限）检测时，在一般需要至少 3 个临床标本（血清等），进行稀释检测。为了试验方便，本次试验仅用 1 份 GLU 标准溶液代替 3 份临床标本。

3. 本试验作线性样本稀释时，未考虑基质效应。

【思考题】

临床可报告范围和线性范围，哪个浓度范围更广？为什么？

三、时间反应曲线试验

【实验目的】

掌握试剂盒终点法和速率法时间反应曲线试验，熟悉时间反应曲线绘制方法。

【实验背景】

终点法和速率法（连续监测法）是分析仪测定检测项目的两种方法。

终点法按照测光点的个数分为：一点终点法、两点终点法。要求测光点附近的吸光度比较稳定（达到终点）。本实验要观察测光点附近的几个点的吸光度变化，其变化一般应 < 0.001。氧化酶法测定葡萄糖使用两点终点法，第一个测光点设置在加入试剂 1 和样本后 5 分钟且试剂 2 加入之前，第二个测光点设置在试剂 2 加入 5 分钟后。对于市售的 GOD‑POD 法血糖试剂盒，一般线性范围上限都在 22mmol/L 左右。故本实验在 10mmol/L、20mmol/L 的样本第二个读数点，其反应均应该达到终点，而 40mmol/L 的样本不会达到终点。

速率法亦称动力学法、连续监测法。测光点一般设置在加入试剂 2 并孵育一段时间后开始，持续 1～3 分钟。要求两个测光点之间的时间反应曲线成线性。

（一）终点法

【实验原理】

样本中待测物与试剂发生特定的化学反应生成系统可检测的产物，当反应达到平衡时产物不再增加，吸光度不改变，根据平衡点吸光度的大小即能算出被测物浓度。这种方法称为终点法。用略高于参考值上限的标准液或定值血清进行测定，观察反应达到平衡期的时间以及反应持续和终止的时间（图 5‑3）。

【试剂仪器】

1. 40.00mmol/L 葡萄糖标准溶液。

2. GOD‑POD 法血糖试剂盒。

【操作步骤】

1. 仪器开机后，按照 GOD‑POD 法血糖试剂盒和配套校准品的说明书进行校准，并测定室内质控物。

2. 将 40.00mmol/L 葡萄糖标准溶液用生理盐水或 5% 牛血清白蛋白生理盐水溶液按照表 5‑11 进行稀释。

图 5-3 终点法反应曲线

表 5-11 葡萄糖标准溶液浓度稀释梯度表

	X_1	X_2	X_3	X_4
40.00mmol/L 葡萄糖标准溶液（μl）	0	100	200	400
稀释液（μl）	400	300	200	0
理论浓度（mmol/L）	0	10	20	40

3. 样本测定 4 个不同浓度的样本，每个样本测定 1 次。观察 0、10、20 、40mmol/L 样本的时间反应曲线，并记录吸光度和时间。以吸光度为纵坐标，反应时间为横坐标作图，观察平衡期出现、持续和终止的时间点。

【注意事项】

1. 若试剂空白吸光度（即 0mmol/L 的 GLU 样本在试剂盒规定时间下，主波长的吸光度）不符合说明书规定标准，表示试剂质量发生变化不能使用，如应用会影响测定的精密度和准确度。

2. 试剂空白的时间反应曲线应平坦，吸光度在整个反应期间无明显波动，否则表明试剂或仪器不稳定。

3. 观察 10mmol/L、20mmol/L 和 40mmol/L 浓度的样本平衡时间的区别，会发现 10mmol/L 浓度样本达到终点较快，20mmol/L 浓度达到终点慢，而超过线性范围的 40mmol/L 浓度则不达到终点。

4. 终点法测定应在反应曲线稳定期间读取吸光度，尤其是对显色不稳定的反应，应严格控制比色测定在稳定期内完成。

（二）连续监测法

【实验原理】

连续监测法测定的是酶促反应的初速度。本试验用丙氨酸氨基转移酶（ALT）试剂盒进行测定，连续观察该反应中的延迟期、线性期和非线性期的整个过程（图 5-4）。

【实验试剂】

丙氨酸氨基转移酶连续监测法试剂盒。

【操作步骤】

1. 将准备好的样本按照仪器的操作方法测定 1 次。

图 5 – 4　连续监测法反应曲线

2. 样本测定完成后，记录吸光度和时间。以吸光度为纵坐标、反应时间为横坐标作图，观察延迟期、线性期、非线性期的出现、持续和终止的时间。

【注意事项】

1. 试剂空白吸光度应该符合试剂说明书规定要求，否则该试剂不能使用。

2. 观察试剂的读数点是否在线性期内，否则应予修改。

【思考题】

1. 简述试剂盒终点法测定时间反应曲线试验的原理，怎样绘制终点法测定时间反应曲线图？

2. 简述试剂盒连续监测法测定时间反应曲线试验的原理，怎样绘制连续监测法测定时间反应曲线图？

四、稳定性试验

【实验目的】

掌握试剂盒稳定性的类别，熟悉热稳定性的操作方法，了解稳定性实验的注意事项。

【实验背景】

试剂盒的稳定性是指试剂(盒)在生产企业规定界限内保持其特性的能力。稳定性适用于：当体外诊断试剂，校准物或质控物储存、运输和在生产企业规定的条件下使用时；复溶后冻干材料和(或)制备的工作液；打开密封容器的材料和校准后的仪器或测量系统。

试剂盒出厂时性能是符合要求的，但并不能肯定试剂盒在经过流通环节后，其性能是否与刚生产时的性能一致或符合说明书要求。这就需要我们进行稳定性试验，验证其性能在各种条件下是否符合要求。

本实验主要验证试剂盒在37℃的条件下试剂的正确度随时间变化情况。

【实验原理】

试剂的稳定性随贮存条件和放置时间会发生变化，其变化的主要倾向是随贮存时间的延长，试剂成分自身不断变化导致试剂性能的降低。试剂盒的稳定性主要包括：试剂开瓶稳定性、热稳定性和效期内稳定性。

开瓶稳定性：试剂盒在生化分析仪上使用时，试剂暴露于空气中，容易受到污染。如温度、空气、仪器、试剂针的影响。

热稳定性：试剂在运输或储存过程中，不能维持试剂所需的贮存温度，过高或过低的温度都会影响试剂的稳定。

效期内稳定性：即使试剂盒在规定的贮存条件下，其稳定性也会随时间变化而缓慢变化。

【实验试剂】

1. 样本　5.55mmol/L 葡萄糖标准溶液、20.00mmol/L 葡萄糖标准溶液。

2. 试剂　GOD – POD 法血糖试剂盒。

【操作步骤】

1. 取 GOD – POD 法血糖试剂盒分成 8 份，每天放 1 份到 37℃ 的水浴箱，共计 7 天。在第 8 天时，将已放入水浴箱的 7 份试剂和未放入的 1 份取出待用。

2. 按 GOD – POD 法血糖试剂盒的操作方法，分别用上述的 8 份试剂测定 5.55mmol/L 葡萄糖标准溶液、20.00mmol/L 葡萄糖标准溶液两份样本，重复测定 3 次。

3. 以样本结果为纵坐标，天数为横坐标，绘制水浴 0 到 7 天的检测结果变化图，并做出热稳定性的评价。

【注意事项】

1. 开瓶稳定性的试验方法和热稳定性的类似，将热贮存条件改为开口贮存条件即可。

2. 试剂盒的稳定性与贮存条件密切相关，防止试剂在使用过程和贮存中受污染。

3. 评价试剂盒的稳定性应采用高值样本进行。

4. 判断指标一般按试剂盒说明书上规定的要求进行判断。如无规定可计算出发生偏差时的结果与标准浓度比较，若出现的误差大于医学决定水平下的允许误差即稳定性不符合要求。本实验中葡萄糖测定的允许误差为 0.56mmol/L。

5. 本实验的准备时间为 7 天，每天将一份试剂盒放入水浴箱中，最后一天同时检测。

【思考题】

1. 试剂盒稳定性指什么，易受哪些因素影响？

2. 试剂盒稳定性的判断指标如何确定？

（吴立山）

实验六　生化检测系统的溯源与校准

一、生化分析自建检测系统的溯源

【实验目的】

通过生化分析自建检测系统的溯源实验，使学生掌握检验医学准确性的来源，了解溯源的一般操作过程。

【实验背景】

溯源要求：计量溯源性是国际间相互承认测量结果的前提条件，中国合格评定国家认可委员会（China National Accreditation Service for Conformity Assessment，CNAS）将计量溯源视为测量结果有效性的基础。临床检验结果准确，具有跨越时间和空间的可比性，一直是检验医学界的工作目标。实现检验结果准确的重要手段是建立和保证检验结果的溯源性。建立符合标准要求的参考测量系统（参考方法、参考物质、参考实验室）是实现检验结果准确性和可比性的重要措施。

溯源理论：进入本世纪以来，国际标准化组织（International Organization for Standardization，ISO）为检验医学参考测量系统先后颁布了一系列标准，包括体系建立、参考方法、参考物质、不确定度评定等方面，直接指导参考实验室建设和量值溯源工作。国际检验医学溯源委员会规定医学参考实验室认可需同时符合 ISO 17025 和 ISO 15195 的要求。

溯源组织：2002 年由国际计量局（International Bureau of Weights and Measures，BIPM）、国际临床化学与检验医学联合会（International Federation of Clinical Chemistry and laboratory medicine，IFCC）和国际实验室认可合作组织（International Laboratory Accreditation Cooperation，ILAC）签署协议，联合成立检验医学溯源联合委员会（Joint Committee for Traceability in Laboratory Medicine，JCTLM），其秘书处设在国际计量局。JCTLM 指导全球的参考实验室工作，每年颁布参考方法和参考物质名单，组织全球参考实验室能力验证活动（简称 RELA 试验）和提供合格的参考测量服务实验室名单供全球政府机构、仪器试剂制造商、医疗机构选择。

溯源活动：我国于 2007 年成立全国临床医学计量技术委员会，秘书处设在中国计量科学研究院，国际上与 JCTLM 工作对接。国家卫健委临床检验中心首先建立医学参考实验室，2003 年开始参加 RELA 试验，国内大的制造商和三甲医院紧跟而上，纷纷建立参考实验室，2006 年参加 RELA 试验的单位增至 5 家。截至 2018 年 2 月，中国已经有 27 个参考实验室参加 RELA 试验，居世界第一。CNAS 于 2011 年开始医学参考实验室认可工作，国内已经有 8 个参考实验室获得国际认可，列入全球参考测量服务名单（JCTLM 网站可查具体国家和单位）。我国有实力的诊断试剂制造商已经对自己的产品每批进行量值溯源，校准品靶值均带有不确定度，以便于临床检验部门评估患者结果的不确定度。中国检验医学的标准化进程正在追赶欧美发达国家。

【实验原理】

从 ISO17511 中溯源至 SI 单位溯源链（图 6 - 1）可以看出，诊断试剂制造商处在溯源

扫码"学一学"

链的中间，起着承上启下的作用。如果制造商参考实验室每批产品都进行了量值溯源，有溯源报告，临床实验室使用的检测系统（仪器、试剂、校准品、操作程序）和制造商的溯源系统一致，此系统直接检测患者的结果具有溯源性，其制造商的溯源文件可以不加修改直接应用。此时，临床实验室结果溯源至制造商校准品，制造商校准品溯源至参考物质或参考方法，参考方法或参考物质溯源至 SI 单位。

图 6 - 1　溯源至 SI 单位的溯源图

ARML. 经认可的参考测量实验室（可以是独立的或制造商实验室）；BIPM. 国际计量局；CGPM. 国际计量大会；ML. 制造商实验室；NMI. 国际计量机构

计量溯源的目的是使经校准的常规测量程序结果（患者结果），按现有校准最高水平所得值表示。

【实验试剂】

1. 新鲜血清，40 例（至少）。

2. 参考物质，根据实验项目而选定。

3. 实验项目的试剂盒。

【操作步骤】

1. 自建检测系统结果溯源至参考方法

（1）实验操作　将 20 例新鲜标本（含高、中、低值）同时送参考实验室分别以参考方法和自建检测系统进行测定（图 6 - 2）。

以参考方法测定结果为横坐标、自建检测系统测定结果为纵坐标，20 例结果一一对应绘制坐标图，即可观察到自建系统的溯源性（图 6 - 3）。

如果此曲线斜率为 1，截距为 0，则两种方法完全一致，说明自建检测系统具有溯源性；如果斜率离 1 越远，截距离 0 越远，说明自建检测系统越差；如果截距接近于 0，可以以斜率为 1 修订计算自建检测系统校准品的新值，用新值替换仪器内旧值并重新校准后再次检测上述 20 例标本结果，再与参考方法测定结果进行比较调值，到斜率接近于 1 为止。

$y=0.9971x-1.2491$
$R^2=0.999$

图 6 – 2 溯源至参考方法示意图 　　　图 6 – 3 　20 例标本坐标图

（2）注意事项　①20 例临床新鲜血清需要有含医学决定水平的高、中、低值，否则数据点位于一端，难以判断两种方法相关性；②参考方法需采用 JCTLM 推荐的参考方法，应参加过 RELA 试验并符合要求；③两种方法都处在质量控制条件下。

2. 自建检测系统溯源至参考物质

（1）实验操作　分别用参考物质和自建检测系统校准品校准系统，然后同时测定 20 例新鲜标本（含高、中、低值），以参考物质校准通道测定结果为横坐标、自建检测系统校准品校准通道测定结果为纵坐标绘图，即可观察到自建检测系统的溯源性。坐标分析和自建检测系统校准品值的修订同溯源至参考方法。

（2）注意事项　①20 例临床新鲜血清需要有含医学决定水平的高、中、低值；②参考物质与血清具有较好的互通性；③两个通道都处在质量控制条件下；④用参考方法或参考物质定值的新鲜血清、EQA 样本、能力验证样本均可视为参考物质，用作自建检测系统的溯源。

3. 自建检测系统一致性比较（仅适用于既没有参考方法又没有参考物质的项目）

（1）实验操作　EP9 – A2 方案可以用于评价自建检测系统与公认测量方法之间的偏倚，获得一致性结果。采用不少于 40 份患者标本，连续 5 天，每天测定 8 份，标本按 1～8、8～1 顺序作测定，两种方法都按此实验。应在 2 小时内测定完毕。用公认方法测定结果为横坐标、自建检测系统测定结果为纵坐标绘图，即可观察到两种方法的偏倚。坐标分析和自建检测系统校准品值的修订同溯源至参考方法。

（2）注意事项　①40 例血清标本应含高、中、低值，否则不易判断两种方法差异；②自建检测方法和比较方法都处于质量控制条件下。

二、生化分析检测系统的校准

【实验目的】

通过生化分析检测系统的校准实验，使学生熟悉校准是检验医学的质量控制措施之一，掌握校准的条件，了解校准报告的分析和解释。

【实验背景】

校准属于计量学范畴。校准是在规定条件下的一组操作，第一步是确定由测量标准提供的量值与相应示值之间的关系，第二步则是用此信息确定由示值获得测量结果的关系，这里测量标准提供的量值与相应示值都具有测量不确定度；表示示值与对应测量结果关系的图形称之为校准图；表示示值与对应测得值间关系的曲线称之为校准曲线。校准是有等级序列的，从参照对象到最终测量系统之间校准的次序，其中每一等级校准的结果准确性取决于前一等级校准的结果。

国际溯源联合委员会（JCTLM）网站将检验医学的校准分为三级：第一级，国家计量机构；第二级，参考实验室；第三级，临床实验室，执行标准为 ISO15189，为患者提供测量服务。

ISO15189《医学实验室—质量和能力的要求》对校准作了详细的描述：实验室应制定文件化程序，对直接或间接影响检验结果的设备进行校准，内容包括：①校准条件和制造商的使用说明一致；②记录校准标准的计量学溯源性和设备的可溯源性校准；③定期验证要求的测量准确度和测量系统功能；④记录校准状态和再校准日期；⑤当校准给出一组修正因子时，应确保之前的校准因子得到正确更新；⑥安全防护以防止因调整和篡改而使检验结果失败。

【实验原理】

生化分析仪只是一个比较系统，其结果准确性来源于仪器溯源性和校准品的溯源性。校准包括仪器的性能校准和检测系统的校准两个部分。对不同的分析项目要根据其特性确立各自的校准频率。如免疫比浊类项目，由于抗原抗体反应的特异性，试剂更换每个批号必须校准；而稳定性较好的葡萄糖、尿素酶法分析项目校准周期可以长一些，每个项目根据实验室自己情况而定。实验室有下列情况发生时，必须进行校准。

1. 新引进检测系统或检测系统有所改变。

2. 试剂的种类改变或者批号更换了。如果实验室有文件说明改变试剂批号并不影响结果，则可以不进行校准。

3. 仪器或者检测系统进行一次大的预防性维护或者更换了重要部件（如光源），可能影响检测性能。

4. 挪动仪器的安装地点。

5. 室内质控或室间质评反映出现异常的趋势或偏移，或者超出了实验室规定的可接受限。

【试剂仪器】

1. 仪器性能检查标准物质

（1）亚硝酸钠标准溶液。

（2）重铬酸钾吸光度溶液标准物质（国家计量部门批准的标准物质）。

（3）氯化钴标准溶液（配制方法参见实验三）。

（4）氧化钬标准滤光片。

2. 检测系统校准材料

（1）某项目有溯源性校准品和配套试剂。

（2）某项目参考物质。

（3）某项目经参考方法定值的新鲜血清。

【操作步骤】

1. 校准准备 校准前至少要做下列准备，但不限于：

（1）仪器准备。对仪器进行清洗及保养。了解灯泡已使用多久？检查漂移是否合乎要求；检查比色杯的清洁及磨损情况？比色杯空白是否符合要求？必要时进行更换；用清洁剂泡洗管道。

（2）数据信息备用打印（或拷贝储存）仪器内原有项目的 K 值、校准曲线及校准报告等信息。

2. 仪器性能检查　生化仪的功能性检查是保证实验结果准确的一个重要步骤,具体操作过程详见实验三。

3. 检测系统校准

(1) 用有溯源性的校准品校准检测系统。根据制造商说明书设定校准参数、输入校准品值,将校准品放入仪器指定位置,按制造商说明书要求启动校准键,这是最有效和经济的校准方法。

(2) 用国际或国家有证参考物质校准检测系统。用参考物质靶值代替校准品值输入仪器,参考物质放入校准品位置,启动校准键。这也是常用方法,但特别要注意参考物质的互通性,另外这种校准方法价格昂贵。

(3) 用参考方法定值的新鲜血清校准检测系统。用新鲜血清的定值代替校准品值,启动校准键。目前本法应用较为普遍,是较为经济、适用的校准方法,特别适用于酶学项目校准。

4. 记录校准状态和再校准日期　校准工作日常的质量控制工作之一。

5. 校准分析　打印新的 K 值、校准曲线及校准报告等信息,与原 K 值、校准曲线及校准报告比较,其差别应小于室内质控限制要求。若差别过大应查找原因,重新校准。

操作者应认真观察校准图、校准曲线、校准报告的变化,从中了解检测系统的分析质量和性能状态,利于不断提高自己分析问题和解决问题的能力。分析校准信息有空白吸光度(大小及变化)、初始吸光度(大小及变化、是否符合制造商要求)、显色反应的吸光度(大小及变化、是否超限)、反应曲线(是否在最佳反应阶段测量)、反应过程(反应时间是否合适,有无副反应、干扰反应)。通过这些校准分析可以了解检测系统的灵敏度、特异性、反应是否完成、程序设置是否符合原理要求等信息。和以往的校准结果比较可以了解检测系统变化信息。

6. 对校准后的仪器进行加密,防止新的校准 K 值、校准曲线或修正因子被无意删除或篡改。

在检验的可报告范围内用3个浓度质控品进行确认。

【注意事项】

1. 定值质控品不能用于校准。定值质控品是用于评估测量偏倚的控制物,定值的范围一般很宽,用于一般的检测实验中判断实验是否有效。由于市售的定值质控品定值系统不同,没有严格的溯源性,所以不能用于校准。

校准品是具有在校准函数中起独立变量值的参考物质(ISO17511)。正规制造商校准品的值具有溯源性,并带有不确定度,所以它的定义是参考物质,是检测系统中准确度的来源。

2. 关于酶学项目校准　①理论 K 值,酶学理论 K 值广泛应用于临床是在20世纪90年代。当时由于没有酶学校准品,根据理论摩尔消光系数来计算,如 NADH 为 6.22×10^3。如今,理论 K 值只适合于仪器设备精良、环境控制严密、人员培训有素、方法原理完全体现的酶学参考实验室。临床实验室宜用校准 K 值,即通过校准品直接校准得到的 K 值。②需要特别强调的是欧盟标准物质研究所的有证参考物质 ERM452 (GGT)、ERM453 (LDH)、ERM454 (ALT)、ERM455 (CK)、ERM456 (AMY)、ERM457 (AST) 等是纯物质,不具有互通性,只能用于参考方法检测,以此来验证参考方法建立是否合格,而不能用于临床实验室校准用，否则结果相差甚远。③用参考方法定值的新鲜血清校准生化检测系统是较为理想的方法。

三、不同生化分析仪检测结果的可比性验证

【实验目的】

通过一个实验室内不同生化分析仪检测结果的可比性验证，使学生掌握如何使实验室所出报告的结果具有一致性，并理解这也是质量控制的一个方面。

【实验背景】

一个医疗机构往往拥有多台生化分析仪，然而它们之间检测结果的一致性即成为检验科质量控制的一个问题。所以一个医疗机构内的多台生化分析仪之间应定期做可比性验证，以保证检测结果的一致性。WS/T 407—2012《医疗机构内定量检验结果的可比性验证指南》是可比性验证的指导性文件，本实验主要参照该标准附录 B 编写。

【实验原理】

如果一个实验室内有一个溯源系统，则其他系统都与其进行比对。如果没有溯源系统，则根据 WS/T 407—2012 进行比对实验，以保证各系统检测结果的一致性。

（一）可比性验证的限制条件

1. 本实验只适应于一个单位最多 10 个检测系统的结果比对，比对样品的重复检测次数不超过 5 次。如果有 10 个以上检测系统的结果比对方法和要求，参照 WS/T 406。

2. 不同检测系统测定同一样品不精密度最小 CV 与最大 CV 差距必须小于 2 倍。否则使用 CLSI EP9 或 EP15 确认检测系统间的结果可比性。

3. 可比性验证只能确认检测系统性能的一个方面，不能取代其他质量保证环节，如校准和室内质控等。

（二）可比性验证的适用范围

1. 室内质控结果有漂移趋势时。

2. 室间质评结果不合格，采取纠正措施后。

3. 更换试剂批号（必要时）。

4. 更换重要部件或重大维修后。

5. 软件程序变更后。

6. 临床医生提出结果可比性有疑问时。

7. 患者投诉对结果可比性有疑问（需要确认时）。

8. 需提高周期性比对频率时（如每季度或每月一次）。

（三）可比性验证的结果可接受标准

1. 依据临床研究结果得出的推荐指标。

2. 依据医疗机构内医生的临床经验提出的建议指标。

3. 依据生物学变异确定的分析质量要求。对于精密度检测结果符合要求的检测系统，同一检测项目可比性结果的允许误差为个体内生物学变异（CV_I）的 1/3。

4. 依据室间质评（EQA）数据设定的分析质量要求。

5. 依据认可机构设置的最低标准。

6. 如无适用的外部标准，可依据实验室内部的长期不精密度数据确定分析质量要求。

7. 所选定的分析质量要求至少应满足国家或行业标准的要求，如 WS/T 403—2012。

【实验试剂】

1. ALT 新鲜血清标本，至少高值、低值各一个。

2. ALT 试剂盒和校准品。

【操作步骤】

实验室两台生化分析仪（A、B）丙氨酸氨基转移酶（ALT）检测结果的可比性验证。

1. 计算检测系统结果的不精确度　依据长期室内质控结果计算检测系统结果的不精密度，见表 6-1。

表 6-1　基于长期室内质控结果所得检测系统的不精密度

生化分析仪	质控品水平 1		质控品水平 2	
	均值（U/L）	CV（%）	均值（U/L）	CV（%）
A	48.7	2.35	124.2	2.14
B	46.5	2.43	117.4	2.06
总结果	$m_{总}=47.6$	$CV_{合并}=2.39$	$m_{总}=120.8$	$CV_{合并}=2.10$

其中 $CV_{合并}$ 及 $m_{总}$ 的计算公式如下：

$$CV_{合并} = \left[(CV_1^2 + CV_2^2 + \cdots CV_i^2 + \cdots + CV_n^2) / n \right]^{1/2}$$

式中，$CV_{合并}$ 表示不同检测系统的合并 CV 值；CV_n 表示每个检测系统的长期 CV 值；n 表示参与比对的检测系统数量。

注：使用上述公式计算 $CV_{合并}$ 值的前提是各检测系统的长期 CV 值（CV_1，CV_2，…，CV_n）是通过基本相同的检测次数（即相等的标本量）计算得出。

$$m_{总} = (m_1 + m_2 + \cdots m_i + \cdots + m_n) / n$$

式中，$m_{总}$ 表示所有检测系统质控品结果均值的总均值；m_n 表示每个检测系统质控品结果的均值。

2. 确定比对标本浓度　以每个质控品浓度水平的总均值 $m_{总} \times (1 \pm 20\%)$ 为选择范围。

标本 1 浓度范围为：47.6U/L × (1±20%)（38.1U/L～57.1U/L）

标本 2 浓度范围为：120.8U/L × (1±20%)（96.6U/L～145.0U/L）

实际的比对标本浓度：生化分析仪 A 检测值分别为 45.4U/L 和 126.7U/L 的标本被选为比对标本。

3. 比对试验的结果可接受标准　根据 7 条可比性验证的结果可接受标准确定本次比对试验的结果可接受标准，查阅资料未发现 ALT 相关临床研究结果提供建议，也没有相关临床医生建议，而 ALT 的个体内生物学变异（CV_I）为 18.0%，故实验室将 CV_I 的 1/3，即 6% 作为分析质量要求。

4. 确定每份标本的重复检测次数　标本 1：在 WS/T 407—2012《医疗机构内定量检验结果的可比性验证指南》附录 A 中找到 2 个检测系统比对的对应部分，$CV_{合并}$ 值 2.39%，位于 2%～3% 之间，而之前确定的分析质量要求为 6%，位于重复 3 次的范围区间内（4.53% < 6% < 6.80%），故选择重复 3 次。

标本 2：依照上述方法，确定标本 2 的重复检测次数为 3 次。

5. 将标本 1 和标本 2 分别在生化分析仪 A 和 B 上测定 3 次，结果见表 6-2。

表6-2 标本检测结果

检测次数	标本1（U/L）		标本2（U/L）	
	生化分析仪A	生化分析仪B	生化分析仪A	生化分析仪B
1	45.4	44.1	126.7	124.5
2	46.3	45.9	125.5	122.7
3	46.7	44.6	126.2	123.8
均值	46.1	44.9	126.1	123.7

数据分析结果见表6-3。

表6-3 数据分析结果

统计结果	标本1	标本2
总均值	(46.1+44.9)/2 = 45.5U/L	(126.1+123.7)/2 = 124.9U/L
极差	46.1-44.9 = 1.2U/L	126.1-123.7 = 2.4U/L
比对偏差 R	(1.2/45.5)×100% = 2.64%	(2.4/124.9)×100% = 1.92%
分析质量要求	6%	6%
结论	通过	通过

6. 比对结论 两个浓度标本的比对偏差均小于分析质量要求，故认为生化分析仪A和B检测ALT的结果可比性是可接受的。

【注意事项】

可比性结果不符合要求的处理措施 维持结果的可比性需以检测系统各质量保证环节的标准化为前提，必要时通过校准改善结果的可比性，即不同检测系统通过结果的数据转换（系数）获得结果的一致性；结果不可比且难以用数据转换纠正时，应与临床进行沟通，采用不同的参考区间和（或）医学决定水平并在报告单上明确标示。

四、生化检测系统分析性能的可接受性评价

【实验目的】

生化检测系统的性能好坏是影响检测结果准确性的主要因素之一，但仪器性能指标特别多，通过不精密度和不正确度两个性能试验可以掌握评价仪器性能的基本方法，并将结果与国家卫健委规定的性能标准比较，即可判断是否可接受。

【实验背景】

完成一个项目检测涉及的仪器、试剂、校准品、检测程序等要素合称为检测系统。目前，全球生化仪器及试剂品牌众多，可组成数千个检测系统。选择性能良好的检测系统是保证患者检测结果可靠性的前提，所以无论是新增检测系统或检测系统发生改变时都必须对其分析性能的可接受性做出评价。

国际标准化组织专门针对医学实验室颁布了ISO 15189：2012《医学实验室—质量和能力的要求》，其中5.3.1.2设备验收试验要求：实验室应在设备安装和使用前验证其能够达到必要的性能，并符合相关检验的要求。5.3.1.4设备校准和计量学溯源要求：追溯至高级别参考物质或参考测量程序的校准文件可以由检验系统的供应商提供。只要使用未经过修改的制造商检验系统和校准系统，该份文件可接受。5.5.1.1总则要求：实验室应选择预期

用途经过确认的检验程序，首选程序可以是体外诊断医疗器械使用说明书中规定的程序。WS/T 403—2012《临床生物化学检验常规项目分析质量指标》规定允许不精密度、偏倚、总误差，将验证数据比较即可得出符合程度。同时，原卫生部于 2006 年颁布的《医疗机构临床实验室管理办法》强调了检测系统性能分析的重要性、必要性和有效性。长期实践说明，只有固定组合的检测系统才具有进行量值溯源的条件，只有具有溯源性的结果实验室之间才具有可比性，才能实现检验结果的互认。

从各种质量管理文件和保证检验质量考虑，使用新的检测仪器和检测系统进行患者标本检测前，必须结合本部门的具体条件，用实验去评价检测系统的基本分析性能。如购买的是有溯源性的检测系统，仅需要对制造商声明的主要分析性能进行验证确认，包括不精密度（CV）、不正确度（偏倚，bias）性能指标。如改变制造商溯源体系的仪器、试剂、校准品、检测程序中任意一项或更改检测程序（如改变试剂量、样品量、延迟时间、反应时间）等，实验室必须对新组合的检测系统性能作全面的评价，包括不精密度、不正确度、临床可报告范围、检测限值、分析干扰、生物参考区间、稳定性和携带污染等，其中最重要的指标是不精密度和不正确度，二者结合在一起即为检测系统的不准确度。

【实验原理】

虽然制造商提供的分析性能资料、数据和结论说明检测系统很理想、有溯源性，符合临床要求。但是，从保证检验质量考虑，实验室必须根据自己的具体条件，用实验去证实检测系统的基本分析性能。评价该检测系统是否与自己确立的目标或标准相符。目前通常有 3 种目标类型：①医学目标。临床医生可接受的性能；②管理目标。保证医学检验部门的本身可接受的性能，如 WS/T 403—2012《临床生物化学检验常规项目分析质量指标》中各项目允许不精密度 CV%、允许不正确度 B%、允许总误差 TEa 的要求；③制造商声明。由制造商声明的性能，可以在说明书中获得。

评价实验一般可分为以下三类。

1. 检测系统自身的特性　①患者结果可报告范围：是评估的前提；②分析灵敏度：是检测系统的可报告定量结果的最低限，也是整个可报告范围的起点。一般常规检验项目可以不做这个性能评估，但是对于肿瘤标志物、特定蛋白等项目一定要做。

2. 需证实的基本性能　①不精密度：分重复性、复现性和中间精密度，以中间精密度的标准差计算随机误差；②不正确度：与参考方法、参考物质比较，或进行方法学比较实验，并计算系统误差；③由不精密度和不准确度估计总误差水平，判断检测系统的可接受性。

3. 检测系统中的其他内容　①分析特异性；②参考区间的建立；③其他必要的性能。

【实验试剂】

1. 40 例新鲜血清标本，含评价实验项目的高、中、低值。

2. 评价项目的试剂盒，含配套校准品。

3. 该项目参考方法或有证参考物质。

【操作步骤】

1. 不精密度　反映检测系统的随机误差，按 EP5 – A2 评价的不精密度主要是中间不精密度。

（1）实验操作　CLSI 文件 EP5 – A2 采用的是 $2 \times 2 \times 20$ 的实验方案，推荐 20 天每天分 2 次对 2 个水平的标本进行分析，主要用于实验室自建检测系统、制造商新建立的检测系统或研究者新开发的检验方法精密度性能的评估。

（2）注意事项　①分析物含量应在该项目的医学决定水平处。如对制造商的检测系统做实验证实或核实，则选取分析物含量应尽量和制造商采用的一致。②采用冰冻保存的样品一定要注意内含分析物的稳定；复溶冻干质控品需注意瓶间差、复溶时间以及混匀的操作手法等。③实验时按照制造商操作规程的要求做好校准，和实验样品一起做质量控制。

2. 不正确度　不正确度评价是衡量系统误差的评价实验。

（1）有参考方法或参考物质实验操作　①用参考方法和评价系统同时检测高、中、低值3个血清标本各3次，即可计算出偏倚。②用评价系统检测有证参考物质3次（有几个浓度更好），与证书结果比较可得出偏倚。③用评价系统检测添加有参考物质的标本，计算回收率。用参考方法定值的新鲜血清、EQA样品、能力验证样品、标有不确定度的校准品可作为临床实验室评价偏倚的物质。

$$偏倚 = （测定均值 - 靶值）/靶值 \times 100\%$$

（2）无参考方法或参考物质实验操作　经典方法比较：①EP15 - A2方案相对简单，主要用于确认或验证制造商声明的性能，标本数量要求至少20个；判断是否与制造商声明的正确度性能要求一致。②EP9 - A2方案是采用40份患者标本，连续测定5天，每天测定8份。选择时尽可能使50%的分析物浓度不在参考区间内，按顺、反顺序测定。在整个实验过程中保持实验方法和比较方法都处于完全质量控制下。

【注意事项】

Westgard方法性能决定图评价检测系统　检测系统的评价还可通过Westgard方法性能决定图来进行，通过把不精密度和偏倚结合在一起以图像形式表达检测系统的总误差水平能否接受。包括确定允许总误差、确定不精密度及不正确度、确定操作点及绘制方法性能决定图几个步骤（具体绘制方法见实验四）。若操作性能点位于不符合要求性能区，说明方法性能不可接受；若操作性能点位于临界性能区，提示该项目必须由经验丰富的检验人员应用，注意预防性保养，控制好实验条件；若操作性能点位于良好性能区，提示该分析系统的性能一般可以接受，但需要较好的预防性保养；若操作性能点位于优秀性能区，提示它们的分析性能完全可以接受，通常使用简单的质量控制方法如1_{3s}规则便能很好地控制其质量。

【思考题】

1. 为什么说溯源是检验医学标准化的唯一途径？

2. 自建检测系统和溯源系统的根本差别是什么？

3. 如何分析校准报告？

4. 仪器本身性能校准的重要性有哪些？

5. 比对实验的重复次数如何确定？

6. 为什么要保持检测系统的相对稳定？

（龙腾镶）

实验七　生化分析仪实际 K 值的测定

【实验目的】

熟悉生化分析仪实际 K 值测定的原理和方法；了解 K 值测定的影响因素。

【实验背景】

酶活性是指酶在单位时间内催化一定的底物转变为产物的能力。国际酶学委员会（Enzyme Committee，EC）规定 1 国际单位为：在 1 分钟内，催化 1μmol 底物转化为产物所需要的酶量。

酶活性的测定一般使用连续监测法。在连续监测法中，酶活性可由下式求得：

$$\text{酶活性（U/L）} = \Delta A/min \times \frac{TV}{\varepsilon \times SV \times d} \times 10^6 \qquad (7-1)$$

令：$$K = \frac{TV}{\varepsilon \times SV \times d} \times 10^6 \qquad (7-2)$$

则：$$\text{酶活性 } U/L = K \times \Delta A/min \qquad (7-3)$$

扫码"学一学"

式中，TV 表示反应总体积（ml）；SV 表示样本体积（ml）；d 表示比色杯光径（cm）；ε 表示被监测物的理论摩尔吸光系数；$\Delta A/min$ 是 1 分钟吸光度变化量。

K 值有 3 种类型：理论 K 值、实际 K 值和校正 K 值。校正 K 值是用国际认证的酶校准品校正仪器得到的 K 值。由于酶测定的校准品不易获得，且稳定性较差，如果实验室没有可靠的酶校准品进行校准，往往直接根据反应指示物的理论摩尔吸光系数（ε）计算 K 值，再计算酶活性浓度。根据理论摩尔吸光系数计算的 K 值，未考虑酶活性测定系统的各种影响因素，是理想状态下测定的 K 值，因此是理论 K 值。由于各种生化分析仪的波长、光径、加样系统和分光系统等都可能存在一些偏差，杂散光及多波长同时使用等因素，也会导致某些偏差，故实际 K 值与理论 K 值可能有偏差，不宜直接使用理论 K 值计算酶活性。为了消除仪器带来的系统误差，需在具体的仪器运行条件下，实际测定反应指示物的摩尔吸光系数（ε'），代入式 7-2，计算实际 K 值，这个过程称为实际 K 值测定。

$$\text{实际 } K \text{ 值（}K'\text{）} = \frac{TV}{\varepsilon' \times SV \times d} \times 10^6 \qquad (7-4)$$

用实际 K 值取代理论 K 值计算，可明显提高酶活性检测结果的准确度。

一、340nm 波长实际 K 值测定

临床实验室许多检测项目都是以 NADH（NADPH）为指示反应（340nm 波长）的原理进行检测。

【实验原理】

在己糖激酶（HK）催化下，葡萄糖和 ATP 发生磷酸化反应，生成葡萄糖 - 6 - 磷酸（G - 6 - P）和 ADP。G - 6 - P 在 6 - 磷酸葡萄糖脱氢酶（G - 6 - PD）催化下脱氢，生成 6 - 磷酸葡萄糖酸（6 - PG），同时使 NAD$^+$ 还原成 NADH，NADH 在 340nm 波长处有吸收峰。葡萄糖的消耗量与 NADH 生成量呈等摩尔关系，用葡萄糖标准液参与上述反应达终点，

在 340nm 波长处测吸光度，根据葡萄糖标准液浓度和吸光度可计算出 NADH 的实际摩尔吸光系数和实际 K 值。

【试剂仪器】

1. 葡萄糖测定试剂盒（己糖激酶法） R1：ATP 1.30mmol/L，NAD$^+$ 0.65mmol/L；R2：己糖激酶（HK）大于 50 KU/L，G－6－PD 2500U/L。

2. 葡萄糖校准液 5.55mmol/L。

【操作步骤】

1. 在自动生化分析仪上编制分析程序 样本葡萄糖校准液 3μl，R1 240μl，R2 60μl，温度 37℃ 10min，波长 340nm，终点法，测量读点：0～16 点和 0～34 点。

2. 设定生化仪定标参数 单点校准，校准品浓度 5.55mmol/L，重复校准次数 10 次。

3. 准备 在仪器参数中设定相应的试剂位，用清洁的试剂瓶装上 R1 与 R2，并置于生化仪试剂盘的相应位置。

4. 校准 将葡萄糖标准液盛入一次性样品杯，置于样品架上的设定位置，第一孔位加纯水作试剂空白，选择对葡萄糖项目进行校准。

5. 观察和记录 待校准完成，观察反应曲线，读取葡萄糖标准应用液反应曲线中最后一点的吸光度值，记录：A_1、A_2、A_3……A_{10}。

6. 结果计算 计算吸光度的平均值（$\bar{A}$）、标准差（s）、变异系数（CV）：

$$\bar{A} = \frac{A_1 + A_2 + \cdots + A_{10}}{10} \tag{7-5}$$

$$s = \sqrt{\frac{\Sigma A^2 - (\Sigma \bar{A})^2}{10 - 1}} \tag{7-6}$$

$$变异系数（CV\%）= \frac{s}{(\bar{X})} \times 100 \tag{7-7}$$

如果 CV≥5%，需重新做 10 管，直到 CV＜5%，以减少偶然误差。

计算 NADH 实际摩尔吸光系数（ε'）：

$$\varepsilon' = \frac{\bar{A}}{C_{NADH} \times d} = \frac{\bar{A}}{C_{GS终} \times d} = \frac{\bar{A}}{\dfrac{C_{GS} \times SV}{TV} \times d} \tag{7-8}$$

式中，ε' 为 NADH 实际摩尔吸光系数；C_{NADH} 为 NADH 浓度（mol/L）；C_{GS} 为葡萄糖浓度（mol/L）；$C_{GS终}$ 为反应体系中葡萄糖的终浓度；SV 为葡萄糖标准液用量；TV 为反应总体积。

因 $C_{NADH} = C_{GS终}$，变换后得

$$\varepsilon' = \frac{\bar{A} \times TV}{C_{GS} \times SV \times d} \tag{7-9}$$

将式 7-9 代入式 7-4，得

$$K' = \frac{C_{GS}}{\bar{A}} \times 10^6 = \frac{5555}{\bar{A}} \tag{7-10}$$

【注意事项】

1. 葡萄糖标准品纯度要求较高，必要时需纯化。

2. 以 NADH 为指示物的检测系统（如 AST、ALT、LD 等），在应用实际 K 值时，应保证上述项目的仪器分析参数与实际 K 值测定的分析参数相同。

3. 上述实际 *K* 值测定时应用的试剂，与 AST、ALT、LD 等的测定试剂不完全相同。因为摩尔吸光系数还受到溶剂性质的影响，所以该实际 *K* 值只能校正仪器偏差（波长、温度）对上述酶检测结果的影响。

二、405nm 波长实际 *K* 值测定

【实验原理】

在 ALP、GGT、AMS 等临床测定中，能产生 400 ~ 415nm 有特征吸收的硝基苯酚类产物。以 ALP 测定为例，4 - NPP 在碱性溶液中无色，在血清样本中的 ALP 的催化下，4 - NPP 水解生成游离的对硝基苯酚（4 - NP）。4 - NP 在碱性溶液中转变成醌式结构，呈现较深的黄色。在波长 405nm 处监测吸光度增高的速率，可反映标本中 ALP 活力。

本实验以 4 - NP 标准品作为样本，加入试剂后，测定 405nm 的吸光度，计算 4 - NP 的实际摩尔消光系数（ε'）和实际 *K* 值。

【试剂仪器】

1. ALP 测定试剂盒（基于 IFCC 配方）　R1：2 - 氨基 - 2 - 甲基 - 丙醇（AMP）1.0mmol/L；$MgCl_2$ 0.5mmol/L。R2：磷酸对硝基苯酚（4 - NPP）10mmol/L。

2. 标准品配制

（1）4 - NP 标准品贮存液（10mmol/L）　称取纯 4 - NP 139.1mg 溶于 90ml 蒸馏水中，转入 100ml 容量瓶中，用蒸馏水补至 100ml。在暗处保存可稳定数月。

（2）4 - NP 标准品工作液（1000μmol/L）　取 4 - NP 标准品贮存液 10ml 加 AMP 缓冲液 90ml 中。转入 100ml 容量瓶中，再加 AMP 缓冲液补至 100ml，可稳定 2 个月以上。

3. 仪器的准备　①检测方法：终点法；②波长：405nm；③比色光径：1.0cm；④温度：37℃；⑤反应方向：正向。

【操作步骤】

1. 实际 *K* 值测定的仪器分析参数见表 7 - 1。

表 7 - 1　4 - NP 测定实验操作

加入物（μl）	测定管	空白管
样本（标准品工作液）	6	—
蒸馏水	—	6
试剂Ⅰ	240	240
37℃恒温 5 分钟		
试剂Ⅱ	60	60

混匀，在 405nm 波长处，以蒸馏水调零，测定吸光度，重复 10 管。

2. 结果计算　先计算空白管和测定管平均吸光度值（$\bar{A}_B$ 和 $\bar{A}_u$），标准差（*s*）、变异系数（CV）。如果 CV≥5%，重新做 10 管，直到 CV < 5%。

计算：$\bar{A} = \bar{A}_u - \bar{A}_B$

实际 ε' [L/（mol·cm）] $= \dfrac{\bar{A}}{C \times d} = \dfrac{\bar{A}}{\dfrac{C_s \times V_s}{V_t} \times d} = \dfrac{\bar{A}}{\dfrac{1000\mu mol/L \times 6\mu l}{10^6 \times 306\mu l} \times d}$

$$实际\,K\,值 = \frac{10^6 \times V_{\mathrm{t}}}{\varepsilon' \times d \times V_{\mathrm{s}}}$$

【注意事项】

1. 4 – NP 标准品纯度要求较高，必要时需纯化。

2. 以 4 – NP 为指示物的检测系统（如 ALP 等），在应用实际 K 值时，应保证上述项目的仪器分析参数与实际 K 值测定的分析参数相同。

3. 为减少偶然误差，重复测定 10 次。当 CV > 5% 时，需重新做 10 管，直到 CV < 5%。

4. 若 $\bar{A}_{\mathrm{B}} > 0.50$ 表示底物自发水解太多，应更换底物缓冲液。

【思考题】

1. 酶活性测定系统的 K 值有哪几类？各有什么优点和缺点？

2. 在以 NAD(P)H 为指示反应的实际 K 值测定时，为什么用葡萄糖作校准物，而不用 NAD(P) 或 NAD(P)H？

3. 实际 K 值测定的影响因素有哪些？

（梁照锋）

实验八　血清酶活性浓度的测定

一、连续监测法测定 γ-谷氨酰基转移酶

【实验目的】

掌握 IFCC 推荐法测定 GGT 的原理和方法学评价；熟悉色素原底物测定酶活性的影响因素。

【实验背景】

γ-谷氨酰基转移酶（GGT，EC 2.3.2.2）催化多肽或化合物上的 γ-谷氨酰基转移到受体上，双甘肽是测定 GGT 最常用的受体。根据底物不同，测定方法分为三类：①L-γ-谷氨酰-α（β）-萘胺作底物，催化生成的 α（β）-萘胺与重氮试剂生成红色化合物，为早期定时法所采用，适合一般分光光度计应用。缺点是反应时间长，灵敏度低，底物溶解度差。②γ-L-谷氨酰对硝基苯胺（GNA）作底物，催化生成的对硝基苯胺在碱性环境下呈黄色，可以连续监测。缺点是底物溶解度差，达不到最适条件对底物浓度的要求，曾经作为 AACC 和 SSCC 的推荐法。③3-羧基-γ-L-谷氨酰对硝基苯胺（GCNA）作底物，双甘肽为受体，催化生成的 2-硝基-5-氨基苯甲酸在碱性环境下呈黄色，可以连续监测。与 GNA 相比，GCNA 溶解度增加，底物稳定性好，自身水解作用小，是 IFCC 推荐的参考方法。

扫码"学一学"

【实验原理】

以 L-γ-谷氨酰-3-羧基-4-硝基苯胺为底物，以甘氨酰甘氨酸（双甘肽）为 γ-谷氨酰基的受体成分，在 GGT 催化下，谷氨酰基转移到双甘肽分子上，同时释放出黄色的 2-硝基-5-氨基苯甲酸，在 405nm 波长处检测吸光度的升高。吸光度的增高速率与 GGT 活性成正比。

$$GCNA + 双甘肽 \xrightarrow[pH\,7.7]{GGT} 2-硝基-5-氨基苯甲酸 + L-\gamma-谷氨酸-甘氨酰甘氨酸$$

【实验试剂】

1. GGT 检测试剂盒主要成分，具体见试剂盒说明书。

（1）R1　Tris 缓冲液 100.0mmol/L，甘氨酰甘氨酸 100.0mmol/L。

（2）R2　L-γ-谷氨酰-3-羧基-4-硝基苯胺 6.0mmol/L。

2~8℃密闭避光贮存可稳定 12 个月；开瓶上机后 2~8℃避光贮存可稳定 1 个月；若以 R1：R2 按 4：1 混合成工作液，2~8℃密闭避光贮存可稳定 1 个月，室温可稳定 7 天。

（3）酶校正品。

【操作步骤】

1. 全(半)自动生化分析仪速率法　操作见表 8-1。

表 8 – 1　GGT 测定操作程序

样品/试剂（μl）	空白（B）	测定（U）	校准（C）
蒸馏水	15	–	–
样本	–	15	–
校准品	–	–	15
R1	240	240	240
混匀，37℃恒温 3~5 分钟			
R2	60	60	60

混匀，37℃恒温 1 分钟后测定初始吸光度，然后准确测定平均每分钟吸光度变化值 $\Delta A/min$。自动生化分析仪按设定参数完成检测后，自动计算 GGT 活性浓度。

2. 全（半）自动生化分析仪主要参数　①检测方法：速率法；②主波长/次波长：405/505nm；③比色光径：1.0cm；④温度：37℃；⑤反应方向：正向；⑥样品或校准品反应体积分数：1∶21（具体操作根据厂商提供说明书进行）；⑦延滞期 1 分钟，读数时间 2 分钟。

3. 结果计算

（1）以校准品定标的计算　$GGT = \dfrac{\Delta A_u/min - \Delta A_B/min}{\Delta A_c/min - \Delta A_B/min} \times C_c \, (U/L)$

（2）以计算因子的计算　$\Delta A/min = \Delta A_u/min - \Delta A_B/min$

$$GGT = \Delta A/min \times \frac{10^6}{9490} \times \frac{315}{15} = \Delta A/min \times 2213 \, (U/L)$$

式中，9490 表示 2 – 硝基 – 5 – 氨基苯甲酸在 410nm 波长处的摩尔吸光系数。

【参考区间】男：11~50U/L；女：7~32U/L；新生儿可达成年人 5~8 倍。

【临床意义】

GGT 分布于肾小管近端、胰、肝、小肠和前列腺等多种组织中，以肾近曲小管含量最高。GGT 在细胞中有膜结合型（疏水型）和可溶型（亲水型）两种，膜结合型为主，主要分布在肾近曲小管刷状缘或肝毛细胆管。血清中的 GGT 主要来自肝胆系统，并以多种形式存在，常与脂蛋白和免疫球蛋白结合在一起，形成巨酶。

1. 肝胆系统疾病　肝细胞损伤时，GGT 的敏感性不如 AST 和 ALT，感染性肝病可导致中度升高。在胰腺疾病、脂肪肝、亚临床胆管阻塞、肝占位性病变和心脏病伴肝脏慢性充血时，GGT 活性明显升高，尤其在胆汁淤积过程中因胆汁酸有表面活性剂作用，导致膜结合酶的分离，胆汁反流入血使血中 GGT 升高。

2. 原发性或转移性肝癌　血清 GGT 活性呈中度或重度升高，特别在诊断恶性肿瘤患者有无肝转移和肝癌术后有无复发时，阳性率可达 90%，但作为肝癌标志物的特异性较差。

3. 酒精诱导　长期嗜酒者血清 GGT 活性常有升高，GGT 在健康体检人群肝功能组合项目中单项升高较为常见，戒酒 2~3 周后 GGT 若有明显下降，一般考虑因酒精诱导作用引起。乙醇性肝病患者的 GGT 几乎都升高。

4. 药物诱导　抗惊厥药物如苯妥英钠和苯巴比妥治疗的患者，血清 GGT 可高于参考值上限 3 倍以上。血清中 GGT 的升高因乙醇或药物诱导一些新酶的活性或对肝细胞微粒体的毒性作用引起。

5. 降低　一般无临床意义。但重型肝炎、晚期肝硬化，由于微粒体破坏、酶合成减少，GGT 因而下降，GGT 持续低值提示预后不良。

另外，人体各器官中 GGT 含量肾脏中最高，但肾脏疾病时，血液中该酶活性增高却不明显。有人认为，肾单位病变时，GGT 经尿排出，测定尿中酶活力可能有助于诊断肾脏疾患。

【注意事项】

1. 标本　建议使用空腹血清或 EDTA 抗凝血浆；红细胞中的 GGT 含量低，轻度溶血标本对 GGT 活性检测影响不大；血清中 GGT 在 4℃ 可稳定 1 月，在 −20℃ 可稳定 1 年。肝素可能会导致反应系统浑浊，而枸橼酸、草酸、氟化钠抗凝剂可导致 10% 的偏低。

2. 试剂　①底物：该底物的溶解度小，试验方法中的浓度已达极限，相当于 10 Km 左右；双甘肽既是缓冲液又是 γ - 谷氨酰的接受体，类似底物的作用。甘氨酸对 GGT 的反应有抑制作用，所用的双甘肽制剂中不应含有甘氨酸。②试剂中的游离对硝基苯胺和其他不纯的物质对酶活性有抑制作用，可用吡啶抽提不纯物质；本方法的检测范围为 2 ～ 1000U/L，超过 1000U/L 需用蒸馏水或生理盐水稀释后检测。③如果试剂空白过高，说明该底物自身水解严重，可能因底物不足导致测定结果偏低。

3. 方法　①波长：2 - 硝基 - 5 - 氨基苯甲酸的吸收峰在 380nm，L - γ - 谷胺酰 - 3 - 羧基 - 对硝基苯胺的吸收峰在 310nm、405 ～ 410nm 处，L - γ - 谷胺酰 - 3 - 羧基 - 对硝基苯胺的吸光度降到最低，而对硝基苯胺仍保持一定的吸光度，两者吸光度差（ΔA）最大，所以测定波长选择在 405 ～ 410nm。由于 405nm 波长正好处在 2 - 硝基 - 5 - 氨基苯甲酸吸光曲线的斜坡上，波长稍有差异，将会引起测定吸光度的误差。因各类型自动生化分析仪波长差异，故最好用酶参考物校准。② K 值：若没有酶参考物传递的校准物质，理论 K 值按 2 - 硝基 - 5 - 氨基苯甲酸在 405nm、410nm 处的摩尔吸光度分别为 9490 和 7908 计算，该方法对分光光度计波长精度要求较高，因此，最好各实验室用实测摩尔吸光度来校准。③ 2 - 硝基 - 5 - 氨基苯甲酸摩尔吸光系数较小，本法样品稀释因子只有 1：21，因此 R1 试剂最好预温。

【思考题】

1. 简述色素原底物法的优缺点和注意事项。

2. 试剂成分双甘肽有何作用？

二、连续监测法测定腺苷脱氨酶

【实验目的】

掌握酶偶联法测定 ADA 的原理和方法学评价；熟悉过氧化物酶指示系统测定酶活性的影响因素和评价；了解腔积液 ADA 测定的临床意义。

【实验背景】

腺苷脱氨酶（adenosine deaminase，EC 3.5.4.4，ADA）能催化腺嘌呤核苷转变为次黄嘌呤核苷，再经核苷磷酸化酶（PNP）作用生成次黄嘌呤，其代谢终产物为尿酸。ADA 广泛分布于人体各组织中，以胸腺、脾和淋巴组织中含量最高，肝、肺、肾和骨骼肌等含量较低。血液中 ADA 主要存在于红细胞、粒细胞和淋巴细胞，其活性约为血清的 40 ～ 70 倍，T 淋巴细胞 ADA 活性比 B 淋巴细胞更高。测定血液、体液中的 ADA 对某些疾病的诊断、鉴别诊断、治疗效果及免疫功能的评估有一定价值。临床上，血清 ADA 与 ALT、GGT 等组成肝酶谱能较全面地反映肝脏病的酶学改变；胸腹水、脑脊液 ADA 检测用于结核、炎症、癌症等鉴别诊断有其独特价值。

ADA 测定方法有放射性核素法、生物化学法和化学发光法等。放射性核素法灵敏度高，但需放射性核素，不适于临床常规应用。生物化学法多利用 ADA 催化腺苷脱氨生成次黄苷和氨，检测氨的生成量（氨气敏电极法、氨比色法、偶联 GLDH 反应法和偶联 PNP – XOD – POD 法）；或检测底物腺苷的减少或产物次黄苷的增加（紫外分光光度法）等。其中氨气敏电极法，不受样品颜色及沉淀等物质的干扰，无需昂贵的酶试剂，结果较为准确。但该法较难控制电极的响应信号和响应时间，仅适用于临床非批量样品的测定。氨比色法较常用，利用波氏显色反应测定生成的氨，但灵敏度低，需手工测定，易受外源性氨影响，不能直接测定红细胞 ADA 活性。偶联 GLDH 反应法可应用自动生化分析仪测定，结果准确、敏感，但亦易受外源性氨影响。化学发光法利用化学发光技术检测 ADA 经过酶促反应后产生的过氧化氢，此法灵敏度高，但需要专门仪器。

ADA 尚无参考方法，过氧化物酶作指示酶的连续检测法是目前最常用的方法。

【实验原理】

ADA 酶解腺苷脱氨产生次黄苷，次黄苷在嘌呤核苷磷酸化酶（PNP）的作用下生成次黄嘌呤，次黄嘌呤在黄嘌呤氧化酶（XOD）氧化下生成尿酸和 H_2O_2，在过氧化物酶（POD）作用下，与 4 – 氨基安替比林（4 – AA）、N – ethyl – N – （2 – hydroxy – 3 – sulfopropyl）– 3 – methylaniline（TOOS）反应（Trinder 反应），生成紫红色的醌类物质。在 546nm 处，连续监测吸光度上升的速率来计算 ADA 的活性。

$$腺苷 + H_2O \xrightarrow{ADA} 次黄苷 + NH_3$$

$$次黄苷 + P \xrightarrow{PNP} 次黄嘌呤 + 核糖 – 1 – 磷酸$$

$$次黄嘌呤 + 2H_2O + 2O_2 \xrightarrow{XOD} 尿酸 + 2H_2O_2$$

$$2H_2O_2 + 4 – AAP + TOOS \xrightarrow{POD} 4H_2O + 有色醌类物质$$

【实验试剂】

1. 标本准备 采集患者血液或胸腹水、脑脊液，或离心后的上清液。

2. 试剂盒组成主要成分（具体参见试剂盒说明书）

（1）R1 甘氨酸缓冲液 80mmol/L；TOOS 2mmol/L；嘌呤核苷磷酸化酶（PNP）500U/L；黄嘌呤氧化酶（XOD）800U/L；过氧化物酶（POD）600U/L。

（2）R2 腺嘌呤核苷（adenosine）10mmol/L；4 – 氨基安替比林（4 – AAP）2.0mmol/L。试剂置 2~8℃可稳定保存 1 年。

4. 校准品 ADA 校准品。

【操作步骤】

1. ADA 测定 操作见表 8 – 2。

表 8 – 2　ADA 测定加样操作

样品/试剂（μl）	测定管（U）	校准管（C）	空白管（B）
样本	5		
校准品		5	
蒸馏水			5
R1	180	180	180
混匀，置37℃孵育 3~5min			
R2	90	90	90

混匀，置37℃孵育3分钟，在波长546nm处，连续监测2分钟吸光度升高速率，计算$\Delta A/min$。全自动生化分析仪按设定参数完成检测后，自动计算ADA活性浓度。

2. 生化分析仪主要参数　①检测方法：速率法；②主波长/次波长：546/660nm；③比色光径：1.0cm；④温度：37℃；⑤反应方向：正向；⑥延滞期3分钟，读数时间2分钟。

3. 结果计算

（1）用校准品定标计算

$$ADA \text{ 活力} = \frac{\Delta A_u/min - \Delta A_B/min}{\Delta A_c/min - \Delta A_B min} \times C_c \text{（U/L）}$$

（2）用计算因子计算　$\Delta A/min = \Delta A_u/min - \Delta A_B/min$

$$ADA \text{ 活力} = \Delta A/min \times \frac{10^6}{3120} \times \frac{275}{5} = \Delta A/min \times 1763 \text{（U/L）}$$

式中，3120是紫红色醌在546nm波长、比色光径1.0cm的摩尔吸光度；A/min为每分钟吸光度变化率；10^6为mol换算成μmol；275/5为血清稀释倍数。

【参考区间】　血清：0～15U/L；胸、腹腔积液：0～35U/L；脑脊液：0～5U/L。

【临床意义】

1. 肝胆胰疾病　血清ADA（SADA）活性能较敏感的反映肝细胞的损伤，可作为肝功能常规检查项目之一，与ALT或GGT等组成肝酶谱能较全面反映肝病时肝细胞损伤及修复状况。ADA的检测有利于探测急性肝炎的残留病变和肝病进展。

2. 获得性免疫缺陷综合征（AIDS）　AIDS患者红细胞ADA活性特别高，血清中ADA活性也较高。HIV感染者在感染早期SADA活性即增加，且与AIDS相关逆转录病毒抗体的存在相关。

3. 肿瘤　有报道认为肿瘤患者血清及组织中ADA活性升高，但前者阳性率仅为15%～40%。

4. 胸、腹腔积液和脑脊液ADA活性

（1）胸、腹腔积液ADA（PADA）　结核性渗出液的ADA活性明显升高，对结核的诊断有重要价值。癌性渗出液仅轻度升高或不升高，非炎症性不升高，且血清中ADA（SADA）活性无显著差别。结核性胸腹腔积液患者PADA/SADA＞1，而恶性胸腹腔积液患者多＜1。故PADA和SADA测定及其比值有助于结核性和恶性胸腹水的鉴别诊断。

（2）脑脊液ADA（CSF－ADA）　结核性脑膜炎CSF－ADA显著增高，病毒性脑膜炎不增高，颅内肿瘤及中枢神经系统白血病稍增高。

【注意事项】

1. 血清标本　应避免溶血；由于ADA是巯基酶，容易失活，检测标本不宜存放过久。4℃可保存3天；胸腹水标本应离心后检测，4℃可保存5天。

2. 延滞期　本法使用的试剂酶种类多，延滞期长，应保证不小于2分钟。

3. 方法性能

（1）试剂空白吸光度　试剂的空白吸光度$A_{546nm} \leqslant 0.1A$，空白吸光度变化值$\Delta A_{546nm}/min \leqslant 0.02/min$。

（2）干扰　血红蛋白＜5.0g/L、胆红素＜850μmol/L、三酰甘油＜22.6mmol/L、维生素C＜2.84mmol/L、乳酸＜24mmol/L、乳酸脱氢酶＜10000U/L，对测定线性范围内的结果无明显影响。

（3）线性范围　上限达 200U/L。

【思考题】

1. 该法延滞期为什么要大于 2 分钟？

2. 与平衡法相比，还原性物质对本法有干扰吗？外源性氨有干扰吗？

三、连续监测法与定时法测定丙氨酸氨基转移酶

【实验目的】

掌握改良赖氏法测定 ALT 的原理、标准曲线的特点和方法学评价；掌握 IFCC 推荐法测定 ALT 的原理和方法学评价；熟悉两种方法对内源性丙酮酸的抗干扰能力；了解 ALT 及 ALT/AST 比值的临床意义。

【实验背景】

氨基转移酶是一组催化氨基在氨基酸和酮戊二酸之间相互转换的酶，临床上比较关心天冬氨酸氨基转移酶（EC 2.6.1.1，AST）和丙氨酸氨基转移酶（EC 2.6.1.2，ALT），尤其是后者。它们的辅基是 5′-磷酸吡哆醛（P-5′-P），可与脱辅基酶结合。两种转移酶测定方法基本类似。

ALT 测定方法根据测定产物的不同分为测定谷氨酸和测定丙酮酸两类。测定谷氨酸以酶电极法作代表，因需特殊仪器不适合临床检验，临床上一般都检测丙酮酸。测定丙酮酸的方法可分为三类：①以赖氏法为代表的定时法；②以 IFCC 推荐法为代表的连续监测法；③偶联丙酮酸氧化酶法。

改良赖氏法是根据 2,4-二硝基苯肼与产物丙酮酸生成丙酮酸-2,4-二硝基苯腙在碱性环境下呈红棕色，求出丙酮酸的生成量。因该显色反应特异性差，α-酮戊二酸干扰大，在试剂配方中 2,4-二硝基苯肼和 α-酮戊二酸的用量严重不足，造成该法的准确度和精密度较差。但因试剂成本低廉和仪器要求低，在我国基层单位还在使用。偶联丙酮酸氧化酶法属于定时法，指示反应是 Trinder 反应，受到体内一些还原性物质的干扰，在可见光范围内比色，但因试剂成本高昂，在临床应用较少。IFCC 推荐法克服了以上两类方法的缺点，是 ALT 的参考方法。

【实验原理】

1. IFCC 推荐法测定 ALT

$$L-丙氨酸 + α-酮戊二酸 \longrightarrow L-谷氨酸 + 丙酮酸$$

$$丙酮酸 + NADH + H^+ \longrightarrow L-乳酸 + NAD^+$$

在偶联反应中，NADH 的氧化速率与标本中 ALT 活性成正比。

2. 改良赖氏法测定 ALT

$$L-丙氨酸 + α-酮戊二酸 \longrightarrow L-谷氨酸 + 丙酮酸$$

$$丙酮酸 + 2,4-二硝基苯肼 \longrightarrow 丙酮酸-2,4-二硝基苯腙$$

$$α-酮戊二酸 + 2,4-二硝基苯肼 \longrightarrow α-酮戊二酸-2,4-二硝基苯腙（副反应）$$

【实验试剂】

1. IFCC 推荐法测定试剂盒，试剂主要成分详见说明书。

（1）R1　Tris-HCl 缓冲液 100mmol/L；L-丙氨酸 500mmol/L；NADH 0.18mmol/L；LD 1200U/L。

（2）R2　α-酮戊二酸 15mmol/L。

2~8℃冰箱密闭避光保存可稳定 12 个月，开瓶后 2~8℃可稳定 1 个月。

（3）酶校准物　应溯源到参考方法的校准品，由试剂盒配套提供。

2. 改良赖氏法测定 ALT

（1）基质缓冲液　精确称取 DL - 丙氨酸 1.79 g，α - 酮戊二酸 29.2mg，溶于 0.1mol/L 磷酸盐缓冲液约 50ml 中，用 1mol/L NaOH 调 pH 至 7.4，再加磷酸盐缓冲液至 100ml，4～6℃保存，该溶液可稳定 2 周。每升底物缓冲液中可加入麝香草酚 0.9 g 或加三氯甲烷防腐，4℃保存（DL - 丙氨酸最终浓度 200mmol/L、α - 酮戊二酸最终浓度 2.0mmol/L）。

（2）1.0mmol/L 2,4 - 硝基苯肼溶液　称取 2,4 - 二硝基苯肼（AR）19.8mg，溶于 1.0mol/L 盐酸 100ml，置棕色玻璃瓶中，室温保存。

（3）0.4mol/L NaOH 溶液　称取 NaOH 1.6 g 溶解于蒸馏水中，再加蒸馏水至 100ml，置具塞塑料试剂瓶内，室温可长期稳定。

（4）2.0mmol/L 丙酮酸标准液　准确称取丙酮酸钠（AR）22.0mg，置于 100ml 容量瓶中，加 0.05mol/L 硫酸至刻度。此液不稳定，应临用前配制。

3. 样品准备

（1）标本　收集不同患者标本 3 份，分别为高（400～800U/L）、中（50～150U/L）、低（20～50U/L）3 个浓度，分别标记为 H、M、L。

（2）取样　分别取以上标本与丙酮酸标准液按 1∶1 比例混合，分别标记为 H′、M′、L′。

【操作步骤】

（一）IFCC 推荐法测定 ALT

1. 操作　按 IFCC 推荐法测定 ALT 方法操作：测定管共 6 管，包括 H、M、L；H′、M′、L′。

表 8 - 3　IFCC 推荐法测定 ALT 操作步骤

样品/试剂（μl）	空白管（B）	测定管（U）	校准管（C）
蒸馏水	12		
血清样本		12	
校准品			12
R1	240	240	240
混匀，37℃恒温 5min			
R2	60	60	60

混匀，37℃恒温 1min，测定初始吸光度，然后连续监测吸光度变化，计算吸光度下降速率（$-\Delta A/\min$），全自动生化分析仪按设定参数完成检测后，自动计算 ALT 活性浓度（具体操作和计算根据厂商提供说明书进行）。

生化分析仪主要参数　①检测方法：速率法；②主波长/次波长：340/405nm；③比色光径：1.0cm；④温度：37℃；⑤反应方向：负向；⑥样品或校准品反应体积分数：1∶26（具体参数设置应根据厂商提供说明书进行）；⑦延滞期 1 分钟，读数时间 2 分钟。

2. 计算

（1）用校准品定标计算

$$ALT\ 活力 = \frac{\Delta A_{u}/\min - \Delta A_{B}/\min}{\Delta A_{c}/\min - \Delta A_{B}\min} \times C_{c}\ (U/L)$$

（2）用计算因子计算　$\Delta A / \min = \Delta A_{\mathrm{u}} / \min - \Delta A_{\mathrm{B}} / \min$

$$\text{ALT 活力} = \Delta A / \min \times \frac{10^{6}}{6220} \times \frac{312}{12} = \Delta A / \min \times 4180 \quad (\text{U/L})$$

式中，6220 是 NADH 在 pH 7.15，340nm 波长，比色光径 1.0cm 的摩尔吸光度；$\Delta A / \min$ 为每分钟吸光度变化率；10^{6} 为 mol 换算成 μmol；312/12 为血清稀释倍数。

3. 结果

表 8-4　IFCC 推荐法测定 ALT 结果

仪器厂牌_____　　仪器型号_____　　校准 K 值_____　　测定日期_____

管号/次数	H	H′	M	M′	L	L′
1						
2						
平均值						

（二）改良赖氏法测定 ALT

1. 操作

（1）标准曲线的制作　按表 8-5 步骤操作

表 8-5　赖氏法测定 ALT 校准曲线绘制

加入物（ml）	1	2	3	4	5
0.1mol/L 磷酸盐缓冲液	0.1	0.1	0.1	0.1	0.1
2.0mmol/L 丙酮酸标准液	0.0	0.05	0.10	0.15	0.20
基质缓冲液	0.50	0.45	0.40	0.35	0.30
2,4-二硝基苯肼溶液	0.5	0.5	0.5	0.5	0.5
		混匀，37℃水浴 20min			
0.4mol/L NaOH 溶液	5.0	5.0	5.0	5.0	5.0
相当于酶活性浓度（卡门单位）	0.0	28	57	97	150

（2）标本的测定　在测定前取适量的底物溶液和待测血清，37℃水浴预温 5 分钟后使用，具体操作按表 8-6 进行。

表 8-6　赖氏法测定 ALT 操作步骤

加入物（ml）	对照管	测定管
血清	0.1	0.1
基质缓冲液	-	0.5
	混匀后，置 37℃准确保温 30min	
2,4-二硝基苯肼溶液	0.5	0.5
基质缓冲液	0.5	-
	混匀后，置 37℃保温 20min	
0.4mol/L NaOH	5.0	5.0

室温放置 5 分钟，在波长 505nm 处以蒸馏水调零，读取各管吸光度。

2. 测定结果

表 8－7　赖氏法测定结果

管号/次数	H	H′	M	M′	L	L′
1						
2						
平均值						

表 8－8　两种方法测定结果比较

管号	样品	IFCC（a）	赖氏法（b）	偏差1　$a-b$	偏差2
1	H				1～2
2	H′				
3	M				3～4
4	M′				5～6
5	L				
6	L′				

注：偏差 1 表示不同浓度两种方法测定结果的比较；偏差 2 表示 2 种方法对丙酮酸的抗干扰能力

【参考区间】 男：5～40U/L；女：5～35U/L；新生儿是健康成人正常上限的 2 倍，出生后约 3 个月降至成人水平。

【临床意义】

肝脏疾病是血清中氨基转移酶升高的最重要原因。在大多数肝脏疾病中，ALT > AST，但在酒精性肝炎、肝硬化、肝肿瘤时例外。

1. 急性病毒性肝炎时可明显升高，常早于黄疸，常见 10～40 倍的上升，甚至达到 100 倍的上升。最有效的诊断肝损伤医学决定水平是升高 7 倍的参考区间上限（URL），此时诊断敏感性与诊断特异性都达到 95% 以上。急性肝炎发作后 ALT 持续升高 6 个月以上定义为慢性肝炎，在 100U/L 左右波动或再度上升为慢性活动性肝炎。

2. 中毒性肝炎，如乙酰氨基酚致药物性肝损伤，90% 病例会出现 ALT 升高 85 倍 URL。

3. 慢性活动性肝炎或非酒精性脂肪肝（NAFLD）可轻度增高（100～200U/L），且 AST > ALT（AST/ALT ratio，AAR > 1）；NAFLD 时 ALT 的升高是现今对代谢综合征新的认识。

4. 肝硬化、肝癌时 ALT 有轻度或中度增高。

5. 其他原因引起的肝损害，如心功能不全时，肝淤血导致肝小叶中央带细胞的萎缩或坏死，可使 ALT、AST 明显升高；其他疾病如骨骼肌损伤、多发性肌炎等亦可引起 ALT 升高。另外，某些化学药物如非甾体抗炎药、抗生素、抗癫痫药物、他汀类药物、氯丙嗪、苯巴比妥、四氯化碳、砷剂等可不同程度地损害肝细胞，引起 ALT 的升高，故 ALT 常作为评价药物副作用的指标。

6. ALT 降低一般无临床意义，但重症肝炎或亚急性肝坏死时，由高转氨酶活性转为降低，说明肝实质细胞数量急剧减少，肝细胞坏死后增生不良，预后不佳。

【注意事项】

1. IFCC 推荐法

（1）副反应　ALT 检测中有两个副反应，一是血清中的游离 α-酮酸（如丙酮酸）可消耗 NADH；二是血清中谷氨酸脱氢酶（GLDH）增高时，在有氨离子存在的条件下，可消耗 NADH，使 340nm 处吸光度下降值（$-\Delta A/\min$）增加，使测定结果偏高。因此，在单试剂检测系统中必须要有足量的 LD，才能保证 α-酮酸引起的副反应在规定的延滞期内进行完毕。

（2）单试剂法和双试剂法　都可用于常规检测，但要特别注意辨别真假双试剂。假的双试剂在试剂 1 中不含 NADH，在孵育期因没有 NADH 参与，不能消除 α-酮酸的影响。

（3）试剂空白吸光度　用蒸馏水代替血清，如果试剂空白吸光度下降到 1.0，表明 NADH 大约下降了 50%，不能保证 ALT 检测的线性范围。

（4）试剂空白速率　用蒸馏水代替血清测定 ALT 活力应小于 5U/L。造成试剂空白测定值的原因是：LD（工具酶）制品中含有微量的 ALT（杂酶）以及 NADH 的自发氧化所引起的，在计算时应扣除空白值。

2. 改良赖氏法

（1）基质液配制　基质液中的 α-酮戊二酸与显色剂 2,4-二硝基苯肼也能呈色，因此，称量必须很准确，每批试剂的空白管吸光度上下波动不应超过 0.015，如超出此范围，应检查试剂及仪器等方面问题。

（2）卡门单位　赖氏方法存在底物浓度不足，酶作用产生的丙酮酸的量不能与酶活性成正比，故没有制定自身的单位定义，而是以实验数据套用速率法的卡门单位。赖氏法校正曲线所定的单位是用比色法的实验结果和卡门分光光度法实验结果作对比后求得的，以卡门单位报告。卡门单位定义为血清 1ml，反应液的总体积 3ml，反应温度 25℃，波长 340nm，光径 1.0cm，每分钟吸光度下降 0.001 为一个卡门单位（相当于 0.48U）。赖氏法的测定温度原为 40℃，校正曲线只到 97 个卡门单位，后来改用 37℃ 测定将校正曲线延长至 150 卡门单位。

（3）线性范围　赖氏比色法由于受底物 α-酮戊二酸浓度和 2,4-二硝基苯肼浓度的不足以及反应产物丙酮酸的反馈抑制等因素影响，校正曲线不能延长至 200 卡门单位。当血清标本酶活力超过 150 卡门单位时，应将血清用生理盐水溶液稀释后重测，其结果乘以稀释倍数。

（4）操作要点　要保证每个测定管在 37℃ 孵育 30min 后加入 2,4-二硝基苯肼溶液，并立即充分混匀，达到终止反应的作用。呈色的深浅与 NaOH 的浓度密切相关，各管加入 NaOH 溶液的方法和速度要一致，否则会导致吸光度读数的差异。

【思考题】

1. 简述改良赖氏法标准曲线制作特点

2. 从最适条件理论比较改良赖氏法与 IFCC 推荐法的方法性能；为何两种方法测定结果在中低值比较符合，高值改良赖氏法结果明显偏低？

3. IFCC 推荐法为何能抗内源性丙酮酸的干扰？

（沈财成）

实验九　电泳法测定血清蛋白质和同工酶

一、醋酸纤维薄膜电泳法测定血清蛋白

【实验目的】

掌握醋酸纤维薄膜电泳法测定血清蛋白的原理和操作过程；熟悉常见异常电泳图谱的临床意义。

【实验背景】

蛋白质分子既带有羧基（—COOH）、巯基（—SH）等酸性基团，又带有氨基（—NH$_2$）、咪唑基等碱性基团，因此蛋白质是两性电解质，在溶液中可以发生两性电离。当溶液中某物质所有粒子都电离为兼性离子时，该溶液的 pH 值称为该物质的等电点（pI）。当 pH = pI 时，蛋白质全部成为兼性离子，净电荷为零，在电场中不移动；当 pH < pI 时，羧基电离减弱，氨基电离加强，蛋白质带正电荷，在电场中向负极移动；当 pH > pI 时，羧基电离加强，氨基电离减弱，蛋白质带负电荷，在电场中向正极移动。蛋白质分子在不同 pH 溶液中电离趋势见图 9 – 1。血清中含有很多蛋白质，每种蛋白质的等电点不同，因此在同一电解质溶液中，所带净电荷不同；同时各蛋白质的分子大小、形状也不相同，因此在电场中移动速度不同，据此可利用电泳法将它们分离。

扫码"学一学"

图 9 – 1　蛋白质分子在不同 pH 溶液中电离趋势

血清蛋白包括清蛋白、α – 球蛋白、β – 球蛋白、γ – 球蛋白等，各种蛋白质由于氨基酸组成、立体构象、相对分子质量、等电点及形状不同（表 9 – 1），在电场中迁移速度不同。血清中大部分蛋白质等电点低于 pH 7.0，所以在缓冲液（pH 8.6）中电离成负离子，在电场中向正极移动。

表 9 – 1　人血清中 5 类蛋白质的 PI 及其相对分子质量

蛋白质名称	pI	相对分子质量
清蛋白	4.88	69 000
α$_1$ – 球蛋白	5.06	200 000
α$_2$ – 球蛋白	5.06	300 000
β – 球蛋白	5.12	90 000 ~ 150 000
γ – 球蛋白	6.85 ~ 7.50	156 000 ~ 300 000

【实验原理】

在一定电流、电压的电场中，带负电荷的蛋白质向正极方向泳动，因泳动速度不同而被分离。从正极端起，依次为清蛋白、α1 - 球蛋白、α2 - 球蛋白、β - 球蛋白和 γ - 球蛋白。将蛋白质染色后，可按染色区带位置进行定性观察，也可对各条色带进行定量测定。在一定范围内，蛋白质的含量与结合的染料量呈正比，故将蛋白质区带剪下，分别用 NaOH 溶液洗脱下来，进行比色，可测定其相对含量。也可以将染色后的薄膜直接用光密度计扫描，测定其相对含量。

【试剂仪器】

1. 试剂

（1）pH8.6　0.06mol/L 巴比妥 - 巴比妥钠缓冲液　取巴比妥 1.62 g，巴比妥钠 12.38 g，用蒸馏水加热溶解，冷却后定容至 1000ml。测试 pH 值，若 pH 偏离 8.6，可用 1mol/L HCl 或 NaOH 校正。

（2）染色液　① 氨基黑 10B 染色液：称取氨基黑 10B 0.5 g，加蒸馏水 40ml，甲醇 50ml 和冰醋酸 10ml，混匀，即可；② 丽春红 S 染色液：称取丽春红 S 0.4 g，三氯醋酸 6 g，溶于蒸馏水中并定容至 100ml。

（3）漂洗液　① 取 95% 乙醇 45ml，冰醋酸 5ml 和蒸馏水 50ml，混匀，即可，用于氨基黑 10B 染色的漂洗；② 3%（V/V）醋酸溶液，用于丽春红 S 染色的漂洗。

（4）洗脱液　① 0.4mol/L NaOH 溶液，用于氨基黑 10B 染色的洗脱；② 0.1mol/L NaOH 溶液，用于丽春红 S 染色的洗脱。

（5）透明液　① 冰醋酸法：冰醋酸 30ml，无水乙醇 70ml，醋酸乙酯 1ml 混匀；② N - 甲基 - 2 - 吡咯烷酮 - 柠檬酸法：称取 15g 柠檬酸溶于 150ml 蒸馏水中，加入 N - 甲基 - 2 - 吡咯烷酮 150ml，混匀，加蒸馏水定容至 500ml。

2. 仪器　醋酸纤维薄膜、电泳仪、电泳槽。

【操作步骤】

1. 浸泡膜条　取 8cm×2cm 醋酸纤维薄膜条一张，在无光泽面的一端 1.5cm 处用铅笔轻画一横线作为点样处的标记。浸入 pH8.6 的巴比妥 - 巴比妥钠缓冲液中。约 30 分钟后膜条完全浸透，用镊子轻轻取出，夹在滤纸中吸去多余的缓冲液，然后使无光泽面向上平放在干净滤纸上。

2. 电泳槽的准备　在两个电极槽中，各倒入等体积的电极缓冲液。将滤纸条在电极缓冲液完全浸湿，架在电泳槽的四个膜支架上，使滤纸条一端与支架前沿对齐，另一端浸入电极缓冲液内。用玻璃棒轻轻挤压膜支架上的滤纸以驱除气泡，使滤纸的一端能紧贴在膜支架上。滤纸条是两个电极槽联系醋酸纤维薄膜的桥梁。

3. 点样　取新鲜血清置于载玻片上，将盖玻片掰成适宜大小（边缘宽度小于醋酸纤维薄膜宽度，约 1cm）。将盖玻片在血清中轻轻划一下，再在膜条一端点样处轻轻地水平落下并迅速提起，即在膜条上点上了细条状的血清样品，呈淡黄色。

4. 电泳　用镊子将点样端的薄膜平贴在电泳槽阴极端的滤纸桥上（点样面朝下），另一端平贴在阳极端滤纸桥上，用镊子将其中气泡赶出。要求薄膜紧贴滤纸桥并绷直，中间不能下垂。盖上电泳槽盖，将电泳槽的正极和负极分别与电泳仪的正极和负极连接。打开

76

电泳仪电源，调节电压 8 ~ 15V/cm 膜长或电流 0.3 ~ 0.5mA/cm 膜宽。夏季通电 45 分钟，冬季通电 60 分钟，待电泳区带展开 3.5 ~ 4.0cm，即可关闭电源。

5. 染色　用镊子取出薄膜条直接投入氨基黑 10B 或丽春红 S 染色液中染色 5 ~ 10 分钟。染色过程中应不时轻轻晃动染色皿，使染色充分。膜条较多时，应避免彼此紧贴致染色效果不良。

6. 漂洗　准备 4 个漂洗皿，装入适量漂洗液。从染色液中取出薄膜条并尽量沥去染色液，投入漂洗液中依次漂洗，直至背景无色为止。

7. 结果计算

（1）洗脱比色法　将各蛋白区带仔细剪下，分别置于各试管中，另从空白背景剪下一块平均大小的膜条置于空白管中，在清蛋白管内加入洗脱液（根据染色方法选用对应浓度的 NaOH 溶液）6ml（计算时吸光度乘 2），其余各管加入 3ml。① 如采用氨基黑 10B 染色法：于 37℃ 水浴 20 分钟并不断摇动，待颜色脱净后，取出冷却，于 620nm 处比色，以空白管调零，读取吸光度值。② 如采用丽春红 S 染色法：只需 37℃ 水浴 10 分钟，再加入 40%（V/V）醋酸 0.6ml（计算时吸光度乘 2），其余各管加 0.3ml，于 520nm 处比色，以空白管调零，读取吸光度值。

（2）光密度计扫描法　将薄膜条放入透明液中 2 ~ 3 分钟，然后取出，以滚动方式平贴于洁净无划痕的载玻片上（勿产生气泡），将此载玻片竖立片刻，除去透明液后，于 70 ~ 80℃（N – 甲基 – 2 – 吡咯烷酮 – 柠檬酸法透明，90 ~ 100℃）烘烤 15 ~ 20 分钟，取出冷却至室温，即可透明。

将已透明的薄膜条置光密度计的暗箱内，选择波长 520nm，描记各蛋白区带峰，并计算各蛋白组分的相对百分含量。

$$各组分蛋白质相对百分含量（\%） = \frac{A_x}{A_T} \times 100$$

式中，A_x 表示各组分蛋白质（Alb、α1 – 球蛋白、α2 – 球蛋白、β – 球蛋白和 γ – 球蛋白）吸光度；A_T 表示各组分蛋白质的吸光度总和。

各组分蛋白质绝对浓度(g/L) = 血清总蛋白(g/L) × 各组分蛋白质相对百分含量(%)

【参考区间】

表 9 – 2 和表 9 – 3 的参考区间供实验室参考。

表 9 – 2　氨基黑 10B 染色法参考区间

蛋白质组分	洗脱法：各组分蛋白质相对百分含量（%）	光密度计扫描法：各组分蛋白质相对百分含量（%）	浓度（g/L）
清蛋白	57.4 ~ 71.7	66.0 ± 6.6	48.8 ± 5.1
α1 – 球蛋白	1.7 ~ 4.5	2.0 ± 1.0	1.5 ± 1.1
α2 – 球蛋白	4.0 ~ 8.3	5.3 ± 2.0	3.9 ± 1.4
β – 球蛋白	6.8 ~ 11.4	8.3 ± 1.6	6.1 ± 2.1
γ – 球蛋白	11.2 ~ 22.9	17.7 ± 5.8	13.1 ± 5.5

表9-3　丽春红S染色直接扫描法参考区间

蛋白质组分	各组分蛋白质相对百分含量（%）	浓度（g/L）
清蛋白	57.0~68.0	35.0~52.0
α1-球蛋白	1.0~5.7	1.0~4.0
α2-球蛋白	4.9~11.2	4.0~8.0
β-球蛋白	7.0~13.0	5.0~10.0
γ-球蛋白	9.8~18.2	6.0~13.0

【临床意义】

正确分析蛋白质电泳图谱及其扫描曲线，有助于疾病的诊断和鉴别诊断。几种常见的蛋白质电泳图谱及其扫描曲线见图9-2。

A.正常人　　　　B.肾病综合征　　　　C.肝硬化（β-γ桥）　　　　D.M蛋白血症

图9-2　几种典型的蛋白质电泳图谱及扫描曲线

1. 甲胎蛋白带　脐带血清、胎儿血清、部分原发性肝癌患者血清，在 Alb 与 α1-球蛋白之间可增加 1 个条带，一般称为甲胎蛋白带。

2. M 蛋白血症　在 β 与 γ-球蛋白后区段的各部分出现一条致密富集的 M 蛋白带，称为单克隆 γ-球蛋白（M 蛋白）血症，主要见于多发性骨髓瘤、巨球蛋白血症、重链病以及一些良性 M 蛋白增多症。

3. 蛋白缺乏症　主要包括 α1-抗胰蛋白酶缺乏症、γ-球蛋白缺乏症等。临床上较少见。电泳结果表现为 α1 或 γ-球蛋白部分缺失或显著降低。

4. 肾病　见于急慢性肾炎、肾病综合征、肾功能衰竭等，表现为 Alb 降低，α2 和 β-球蛋白升高。

5. 急慢性炎症　表现为 α1、α2 和 β 三种球蛋白均增高。

6. 肝病　包括急慢性肝炎和肝硬化。主要表现为 Alb 降低，β-和 γ-球蛋白增高，出现 β 和 γ-球蛋白难分离而相连的"β-γ桥"，此现象往往是由于 IgA 增高所致，IgA 与肝脏纤维化有关。

【注意事项】

1. 标本　制备新鲜血清标本，不能溶血。点样线要细窄、均匀、集中，点样量不宜过多，保持薄膜清洁。

2. 试剂　漂洗液应临时配制，放置时间过长将影响漂洗效果。醋酸纤维薄膜是由醋酸纤维素加工制成的，作为血清蛋白电泳的支持介质，对各种蛋白质几乎完全不吸附，因此无拖尾现象；对染料也不吸附，因此未结合的染料能完全洗掉，无样品处几乎无色。

3. 方法　①严格控制好电流、电压与电泳时间。电压高，电流强度大，则电泳快，电泳时间虽可缩短，但其产热多，薄膜上水分蒸发也多，严重时会使图谱短而不清晰；相反，电流、电压过低，电泳所需时间延长，由于样品的扩散，也不能获得良好的图谱。一般气温低时，可用较大的电流、电压；气温高时，则宜用较低的电流、电压。②盐桥及醋酸纤维薄膜要放置平整，保证电场均匀。③由于醋酸纤维薄膜吸水量少，因此必须在密闭的容器中进行电泳，并尽量使用较低电流，避免水分蒸发。

二、琼脂糖凝胶电泳法测定乳酸脱氢酶同工酶

【实验目的】

掌握琼脂糖凝胶电泳法测定血清同工酶的原理和操作过程；熟悉乳酸脱氢酶同工酶检测的临床意义。

【实验背景】

乳酸脱氢酶（lactate dehydrogenase，LD）存在于人体多种组织细胞的细胞浆中。LD 总活性的测定缺乏组织和器官特异性，而其同工酶的测定则具有器官特异性，且有更高的灵敏度。因此，目前除总活性测定外，实验室还可结合 LD 同工酶的测定来提高其临床应用价值。LD 是由 H 和 M 两种亚基组成的四聚体，共有 5 种同工酶，分别是 LD_1（H4）、LD_2（H3M）、LD_3（H2M2）、LD_4（HM3）和 LD_5（M4）。不同组织或器官含有各种 LD 同工酶的浓度不一致，因此，不同疾病状态下，血清 LD 的同工酶测定有重要的临床意义。

LD 同工酶的分离测定有多种方法，包括电泳法、层析法、免疫化学法、热稳定法和抑制法。电泳法使用的支持介质包括琼脂糖凝胶、醋酸纤维薄膜和聚丙烯酰胺凝胶等。其中，琼脂糖凝胶电泳法具有灵敏度高，易于定量分析的优势，被实验室广泛采用。

【实验原理】

LD 同工酶的 H 亚基为酸性基团，组成同工酶的 H 亚基含量越多，则等电点越低，与电泳缓冲液的 pH 值之差越大，泳动速度越快，在一定电泳条件下，各同工酶得以分离。再利用酶促反应进行显色：LD 催化底物乳酸，使其脱氢生成丙酮酸，同时 NAD^+ 还原为 NADH。吩嗪二甲酯硫酸盐（PMS）将氢传递给氯化碘代硝基四唑蓝（INT），使其被还原为紫红色的甲臜化合物（$INTH_2$）。反应原理见图 9-3。

在凝胶板上，LD 各同工酶区带显紫红色，且颜色的深浅与酶活性呈正比，利用光密度仪或扫描仪可求出各同工酶的相对含量。

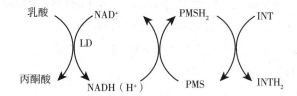

图 9-3 琼脂糖凝胶电泳法测定乳酸脱氢酶同工酶反应原理

【试剂仪器】

1. 试剂

（1）pH 8.6 0.075mol/L 巴比妥缓冲液 称取巴比妥钠 15.458 g，巴比妥 2.768 g，溶解于蒸馏水中，加热助溶，冷却后定容至 1 L（用于电泳）。

（2）pH 8.2 0.082mol/L 巴比妥-盐酸缓冲液 称取巴比妥钠 17.2 g，溶解于蒸馏水中，加 1mol/L 盐酸 24.6ml，蒸馏水定容至 1 L（用于凝胶配制）。

（3）10mmol/L 乙二胺四乙酸二钠 称取 EDTA-2Na 0.372 g，溶解于蒸馏水中，并定

容至 100ml。

（4）5g/L 琼脂糖凝胶　称取琼脂糖 0.5 g，加入 50ml pH8.2 的巴比妥－盐酸缓冲液中，再加入 EDTA－2Na 溶液 1.2ml，以及蒸馏水 48.8ml，隔水煮沸溶解，不时摇匀，趁热分装到大试管中，冷却后用塑料膜密封管口置冰箱备用。

（5）8g/L 琼脂糖凝胶　称取琼脂糖 0.8 g，加入 50ml pH8.2 巴比妥－盐酸缓冲液中，再加入 EDTA－2Na 溶液 2ml，以及蒸馏水 48ml，配制方法同（4）。

（6）显色试剂　①DL－乳酸溶液：取 85% 乳酸（AR）2ml，用 1mol/L NaOH 调 pH 值至中性（约用 23.6ml）；②1g/L 吩嗪二甲酯硫酸盐（PMS）：称取 50mg PMS，加蒸馏水 50ml 溶解；③10g/L NAD^+：称取 100mg NAD^+ 溶解于 10ml 新鲜蒸馏水中，或 NAD^+ 45mg 溶解于 4.5ml 蒸馏水中；④1g/L 氯化碘代硝基四唑蓝（INT）：称取 30mg INT，溶解于 30ml 蒸馏水中。上述试剂需要贮存于棕色瓶中，置 4℃ 保存。除 10g/L NAD^+ 外，其余均可保存 3 个月以上。⑤底物－显色液（临用前配制）：取①液 4.5ml、②液 1.2ml、③液 4.5ml 和④液 12.0ml 混匀。

（7）固定漂洗液　按乙醇：水：冰醋酸 = 14：5：1（V/V/V）的比例混合，或按 95% 乙醇：冰醋酸 = 98：2 的比例混合而成。

2. 仪器　载玻片、电泳仪和电泳槽。

【操作步骤】

1. 制备琼脂糖凝胶玻片　取 1 管冷藏保存的 5g/L 缓冲琼脂糖凝胶于 100℃ 水浴中加热融化。吸取已融化的凝胶液 1.2ml，均匀铺在干净的玻片上。在室温下冷却凝固后，用大小合适的滤纸条于凝胶板一端约 1.0～1.5cm 处挖槽。挖槽时不得挖穿琼脂板。用滤纸吸干槽内水分。

2. 加样　用微量加样器加约 40μl 血清于槽内。

3. 电泳　将凝胶玻片加样端置于电泳槽负极，另一端置于正极。用电泳缓冲液浸透的纱布搭桥。调节电泳仪电压 75～100V，电流 8～10mA/片，电泳 30～40 分钟。

4. 显色　在电泳结束前 5～10 分钟，将底物显色液与 100℃ 水浴融化的 8g/L 琼脂糖凝胶按 4：5 的比例混合，制成显色凝胶液，置 50℃ 水浴中备用，注意避光。终止电泳后，将凝胶玻片放在铝盒内，立即取显色凝胶液约 1.2ml，迅速滴加在凝胶玻片上，使其自然展开覆盖全片。待显色凝胶液凝固后，加盖避光。铝盒于 37℃ 水浴 1 小时。

5. 固定和漂洗　取出显色凝胶玻片，浸入固定漂洗液中 20～40 分钟，直至背景无黄色为止。最后，在蒸馏水中漂洗 3 次，每次 10～15 分钟。

6. 结果计算

（1）目视观察　在碱性介质中 LD 同工酶带负电，电泳时由负极向正极泳动。各同工酶泳动速度不一致，电泳条带由正极到负极依次为：LD_1、LD_2、LD_3、LD_4 和 LD_5。比较 LD 各同工酶区带呈色强度。

（2）光密度计扫描求相对百分率　用光密度计在 570nm 波长下扫描，算出各同工酶区带吸光度所占百分比。

（3）比色定量　没有光密度计的实验室，如果需要定量检测，可将各区带切开，分别装入试管中，加入 400g/L 尿素 4ml，100℃ 水浴 5～10 分钟，取出冷却后，于 570nm 波长比色。取大小相同但无同工酶区带的凝胶，用上述相同的方法处理，制成空白管。比色后根据各管吸光度计算各同工酶的百分率。

吸光度总和 $A_\text{总} = A_1 + A_2 + A_3 + A_4 + A_5$

各 LD 同工酶百分率（%）为：

$$LD_x（\%）= \frac{A_x}{A_\text{总}} \times 100 \qquad (x = 1，2，3，4，5)$$

参考区间　正常成年人血清中 LD 同工酶百分比：$LD_2 > LD_1 > LD_3 > LD_4 > LD_5$。

【临床意义】

1. 用于诊断和鉴别诊断心脏、肝脏和骨骼肌的疾病　急性心肌梗死（AMI）和心肌炎时以 LD_1 和 LD_2 升高为主，且大多数 AMI 患者血中 LD 同工酶将出现 $LD_1/LD_2 > 1$，且持续时间长。骨骼肌和肝细胞损伤时常表现为 $LD_5 > LD_4$。

2. 肺、脾、胰、淋巴结损伤及各种恶性疾病　LD_2、LD_3、LD_4 升高。

3. 恶性肿瘤　如转移到肝脏，往往伴有 LD_4、LD_5 升高。

4. 其他　溶血性疾病、镰状细胞贫血、地中海贫血、体外循环术后溶血、阵发性睡眠性血红蛋白尿时均有 LD_1 和 LD_2 升高，但仍为 $LD_2 > LD_1$。

【注意事项】

1. 标本　红细胞中 LD_1 与 LD_2 含量高，标本溶血对检测影响较大。LD_4 与 LD_5（尤其是 LD_5）对热敏感，因此底物 - 显色液温度应低于 50℃，否则易变性失活。LD_4 和 LD_5 在低温状态下容易失活，因此宜采用新鲜标本测定。一般认为血清于 25℃可保存 2～3 天。

2. 试剂　PMS 对光敏感，故底物 - 显色液须避光，否则显色后凝胶板背景颜色较深。实验室可考虑使用乳酸锂溶液（0.5～1.0mol/L，pH 7.0）代替乳酸钠溶液。乳酸锂化学性质稳定，且易称量，可避免乳酸钠因长期放置后产生的酮类物质对酶促反应造成的抑制作用。

3. 方法　凝胶应铺满整张玻片，便于电泳时搭桥。凝胶玻片应尽量冷却凝固后使用，便于挖槽。槽孔应尽量平整，保证电泳条带清晰。

【思考题】

1. 简述醋酸纤维薄膜电泳测定血清蛋白的实验原理。

2. M 蛋白血症常见于哪些疾病？

3. 简述琼脂糖凝胶电泳法测定血清 LD 同工酶的基本原理。

4. 急性心肌梗死患者血清 LD 同工酶有什么改变？

（宁兴旺）

实验十　血清蛋白质的测定

血清总蛋白（total protein，TP）是血浆固体成分中含量最多、组成复杂、功能广泛的一类化合物。血清总蛋白及其组分测定，可作为评价营养状态及消化功能的指标，对肝脏疾病、肾脏疾病、出血性疾病和免疫性疾病等的诊断、治疗和预后判断有重要价值。一般利用蛋白质的结构或特性测定蛋白质：①重复的肽链结构。②酪氨酸和色氨酸的残基对紫外光吸收或与酚试剂反应。③与色素的结合能力。④沉淀后的浊度或光折射。⑤电泳的迁移率的大小。以上这些原理适合于蛋白及蛋白质组分的测定。蛋白质标准品常用牛或人血清清蛋白，但牛血清清蛋白中的酪氨酸、色氨酸含量及色素结合能力不同于人的蛋白质。因此当用上述②、③两原理定量蛋白质时，可能会有误差。

一、双缩脲法测定血清总蛋白

扫码"学一学"

【实验目的】

掌握血清总蛋白测定方法、原理、注意事项及临床意义；熟悉血清蛋白测定的其他方法，双缩脲试剂成分的作用。

【实验背景】

血清总蛋白测定的方法很多：①凯氏定氮法（Kjeldahl 法）：为测定蛋白质最古老（1883 年）的方法。蛋白质经强酸高温消化转化成 NH_4^+，NH_4^+ 经碱处理转化为 NH_3 后，用比色法或滴定法测定氮。因蛋白质含氮量恒定在 16% 左右，由此可计算出样品中蛋白质的含量。操作复杂、费时，用于标准蛋白的标定和校正其他方法外，不适于临床常规应用。②双缩脲法：为临床测定血清总蛋白的首选方法。操作简单、精密、准确、使用单一稳定的试剂、快速，既适于手工操作，也便于自动化分析。缺点是灵敏度较低。③酚试剂（Lowry）法：利用蛋白质中酪氨酸和色氨酸与酚试剂作用显色。本法测定纯单一蛋白较合适。④紫外吸收法：利用蛋白质分子中存在着酪氨酸、色氨酸和苯丙氨酸，使蛋白质在 270～290nm 波长范围内具有吸收紫外光的性质，可用于测定蛋白质的含量。由于各种蛋白质中酪氨酸和色氨酸的含量有很大的差别，且尿酸和胆红素在 280nm 附近有干扰，所以测定血浆蛋白质时不能得到准确的结果。本法测定的蛋白质未加试剂和处理，保留蛋白质的生物活性，可回收全部蛋白质，常用于较纯的酶和免疫球蛋白的测定。⑤染料结合法：蛋白质在酸性环境中带正电荷的 NH_4^+，可与带负电荷的染料结合产生颜色反应。方法比较灵敏而特异。染料有溴甲酚绿、氨基黑 10B、丽春红 S、考马斯亮蓝、邻苯三酚红钼等。⑥比浊法：某些酸（如三氯醋酸、磺基水杨酸）能与蛋白质结合产生沉淀，测定悬浮液的浊度，即可求得蛋白质的含量。此法优点是操作简便、试剂易得、不需特殊仪器。缺点是准确度差。因浊度的强弱受反应条件的影响，难以获得稳定的悬浮液，影响浊度的测定。一般不用于测定血清蛋白，只是在测定尿液或脑脊液等蛋白质浓度较低的样品时仍被采用。

【实验原理】

分子中含两个或两个以上甲酰胺基（—$CONH_2$—）的化合物都能与碱性铜溶液作用，

形成紫色的复合物，这一反应称双缩脲反应。蛋白质分子中含有许多肽键（—CONH₂—），都能发生双缩脲反应，而且各种血浆蛋白质呈色程度基本相同。因此在一定浓度范围内与肽键数量即与蛋白质含量成正比，经与同样处理的蛋白质标准液比较，即可求得蛋白质的含量。

【实验试剂】

1. 6mol/L NaOH 溶液　称取 NaOH 240 g，用 800ml 新鲜蒸馏水或煮沸冷却的去离子水溶解，冷却后定容至 1L，置塑料瓶内室温保存。

2. 双缩脲试剂　称取硫酸铜（$CuSO_4 \cdot 5H_2O$）3 g，溶于 500ml 新鲜蒸馏水或煮沸冷却的去离子水中，加入酒石酸钾钠［$KOOC(CHOH)_2COONa \cdot 4H_2O$］9g 和碘化钾（KI）5g，待完全溶解后再加入 6mol/L NaOH 溶液 100ml，并用蒸馏水稀释至 1 L，置瓶内密封储存，室温可稳定半年。

3. 双缩脲空白试剂　除不含硫酸铜外，其余同双缩脲试剂。

4. 60~70g/L 蛋白质标准液　可用定值参考血清或标准清蛋白作标准。

【操作步骤】

1. 按表 10-1 进行操作。

表 10-1　血清总蛋白测定

加入物（ml）	空白管（B）	标准管（S）	测定管（U）
蒸馏水	0.1	—	—
蛋白质标准液	—	0.1	—
血清	—	—	0.1
双缩脲试剂	5.0	5.0	5.0

混匀，置 25℃30 分钟或 37℃10 分钟，540nm 比色，以空白管调零，读取各管 A 值进行计算。

2. 结果计算

$$血清总蛋白（g/L）= \frac{测定管（或校正）吸光度}{标准管吸光度} \times 蛋白标准液浓度（g/L）$$

【参考区间】　成人血清总蛋白 60~80g/L。

【临床意义】

1. 血清总蛋白降低　①血液稀释：静脉注射过多低渗溶液或各种原因引起的水钠潴留。②营养不良和消耗增加：长期低蛋白质饮食、慢性肠道疾病所引起的吸收不良，使体内缺乏合成蛋白质的原料，或因长期患消耗性疾病，如严重结核病、甲亢和恶性肿瘤等，均可引起血清蛋白浓度降低。③合成障碍：肝功能受损时，蛋白质合成减少，以清蛋白的下降最为显著。④蛋白质丢失：严重烧伤，大量血浆渗出；大出血时大量血液丢失；肾病综合征，尿液中长期丢失蛋白质；溃疡性结肠炎可从粪便中长期丢失一定量的蛋白质。

2. 血清总蛋白升高　①血液浓缩：急性失水时如呕吐，腹泻，高热等，造成血清中水分减少引起血液浓缩，使血清中蛋白质的量相对增高，而非绝对量的增加。②合成增加：多见于多发性骨髓瘤患者，主要是球蛋白的增加。

【注意事项】

1. 标本　①黄疸血清、严重溶血以及酚酞、溴磺酸钠、右旋糖酐对本法有明显干扰。

②当血清溶血、黄疸时应设标本空白管，血清 0.1ml 加双缩脲试剂 5.0ml，双缩脲空白试剂调零，540nm 比色，读取标本空白吸光度。用测定管吸光度减去标本空白管的吸光度后是标本净吸光度，计算总蛋白浓度。③高脂血症混浊标本应以丙酮或乙醚抽提后再测定。可按下法作预处理：取两支离心管，各加待测血清 0.1ml 和蒸馏水 0.5ml，再加丙酮 10ml，塞紧并颠倒混匀 10 次后离心，倾去上清液，将试管倒立于滤纸上吸去残余液体。向沉淀中加入 5.0ml 双缩脲试剂，另一管加同样数量的双缩脲空白试剂。

2. 试剂 双缩脲试剂有不同配方，大多数加入酒石酸钾钠，与 Cu^{2+} 形成稳定的络合铜离子，以防止 $Cu(OH)_2$ 不稳定形成沉淀。故酒石酸钾钠与硫酸铜之比不宜低于 3：1。加入 KI 作为稳定剂，防止碱性酒石酸铜自动还原并防止 Cu_2O 的离析，因双缩脲反应中，Cu^{2+} 与肽键的羰基氧（carbonyl oxygen）原子和酰胺基氮（amide nitrogen）原子生成有色络合物。双缩脲显色反应仅和蛋白质中肽键数成正比关系，与蛋白质的种类、分子量及氨基酸的组成无明显关系，各种蛋白质的显色程度基本相同。双缩脲试剂要封闭贮存，防止吸收空气中的二氧化碳。

【思考题】

1. 简述测定总蛋白的 6 种方法的性能特点及其适用范围。
2. 简述双缩脲法测定血清蛋白的原理。
3. 血浆总蛋白浓度增高和降低各有何临床意义？
4. 当血清标本发生溶血、黄疸、脂血时，如何用双缩脲法测定总蛋白？
5. 简述双缩脲试剂中各成分的作用。

二、溴甲酚绿法测定血清清蛋白

血液中清蛋白（albumin，A）由肝脏合成，是含 585 个氨基酸残基的单链蛋白质，分子量为 66450，约占血浆总蛋白的 40%～60%。清蛋白分子量较小，它在血管外体液中的浓度可作为各种膜屏障完整性的良好指标。

【实验目的】

掌握血清清蛋白测定方法、原理、注意事项及临床意义；熟悉血清清蛋白测定的其他方法。

【实验背景】

血清清蛋白测定有盐析法、电泳法、染料结合法、免疫法等，以染料结合法应用最多。①盐析法：蛋白质分子表面有带电荷的基团，它们与水分子有较大的亲和力，在水溶液中能形成水化膜而增加稳定性。如果在蛋白质溶液中加入大量中性盐，蛋白质表面的电荷被中和水化膜破坏，蛋白质分子相互聚积而沉淀析出，此现象称为盐析。因球蛋白分子量一般较清蛋白大，相等重量的表面积较小，某些球蛋白的 pI 也较清蛋白为高，故球蛋白在生理 pH 下的电荷及水化膜均较清蛋白为少，可被较低浓度的中性盐沉淀。故可用一定浓度的中性盐将球蛋白首先沉淀下来，而清蛋白仍留在溶液中。分离出来的清蛋白溶液可选用上述总蛋白方法测定。盐析法因操作繁琐，又不易用于自动分析，已基本不用了。②电泳法：清蛋白是多种染料最好的结合物，所以电泳法测定白蛋白结果偏高。③染料结合法：根据清蛋白通过离子键或疏水键具有结合低分子物质，包括生理性代谢物和外源性染料的能力，而球蛋白很少结合外源染料，故可在不分离清蛋白、球蛋白的条件下用染料直接测定清蛋白。许多化合物，如胆色素、水杨酸盐、青霉素及各种其他药物，由于能与外源染料竞争清蛋白分子上的结合位点，可降低清蛋白结合外源染料的能力，因而干扰测定结果。常用的染料有溴甲酚绿（BCG）和溴甲酚紫（BCP）。④免疫学法：清蛋白免疫学测定法有免疫扩散法、免疫比浊法和放射免疫分析等，这类方法特异性较好，但是成本较高，且有的费时。高灵敏度的免疫学方法适用于尿液和脑脊液中微量清蛋白的测定。

目前国内测定血清清蛋白的最常用的方法是溴甲酚绿（BCG）法。

【实验原理】

血清清蛋白在 pH 4.0～4.2 环境中带正电荷，在非离子去垢剂聚氧化乙烯月桂醚（Brij-35）存在时，与带负电荷的染料溴甲酚绿（BCG）结合形成蓝绿色化合物。在 630nm 有吸收峰，颜色深浅与清蛋白浓度成正比。与同样处理的清蛋白标准比较，可求得血清中白蛋白含量。

【实验试剂】

1. 0.5mol/L 琥珀酸贮存液（pH4.1）　称取 NaOH 10 g 和琥珀酸 56 g，溶于 800ml 蒸馏水中，用 1mol/L NaOH 溶液调至 pH4.1±0.05 后，加蒸馏水至 1000ml。置 4℃冰箱保存。

2. 10mmol/L BCG 贮存液　称取 BCG（Mw720.02）1.75 g 溶于 1mol/L NaOH 溶液 5ml 中，加蒸馏水至 250ml。

3. 聚氧化乙烯月桂醚（Brij-35）贮存液　称取 Brij-35 25g 溶于约 80ml 蒸馏水中，加温助溶，冷却后加蒸馏水至 100ml。室温可稳定 1 年。

4. 叠氮钠贮存液　称取叠氮钠 4.0 g 溶于蒸馏水中，加蒸馏水至 100ml。

5. BCG 试剂　在 1 L 容量瓶内加蒸馏水约 400ml，琥珀酸缓冲贮存液 100ml，准确加入 BCG 贮存液 8.0ml（用少许蒸馏水冲洗吸管壁残存的染料），加叠氮钠贮存液 2.5ml、Brij-35 贮存液 2.5ml，最后加蒸馏水至刻度，混匀。此溶液 pH 应为 4.1±0.05，盛于聚乙烯瓶内，在室温保存可稳定半年。

BCG 试剂另一种配方　称取溴甲酚绿 105mg，加入 0.1mol/L 氢氧化钠 10ml，加少量水，在沸水浴中加热溶解备用。称取枸橼酸 8.86 g 和枸橼酸钠 8.49 g，溶于 800ml 水中，用 1mol/L 氢氧化钠校准 pH 值至 4.2。将上述两溶液混合，并用水稀释至 1 L。加入 300g/L 聚氧化乙烯月桂醚 4ml，混匀。加叠氮钠 100mg，使溶解并混匀。置棕色瓶中，盖紧，保存于室温。

6. 清蛋白标准应用液（40g/L）　称取人血清清蛋白 4 g，叠氮钠 50mg，溶于蒸馏水中并加水至 100ml。密封储存于 4℃冰箱，可稳定半年。也可用清蛋白已定值的参考血清作标准，或用新鲜人血清作标准。加叠氮钠（500mg/L），置冰箱保存，可稳定半年有效。

【操作步骤】

1. 按表 10-2 操作。

表 10-2　BCG 法测定清蛋白操作步骤

加入物（ml）	空白管（B）	标准管（S）	测定管（U）
蒸馏水	0.02	—	—
清蛋白标准液（40g/L）	—	0.02	—
血清	—	—	0.02
BCG 应用液	4.0	4.0	4.0

混匀，室温放置 30 秒，波长 630nm，用空白管调零，读取各管 A 值。

如标本混浊，可做标本空白（取血清 0.02ml，加入琥珀酸缓冲液 4.0ml，在 630nm 测定 A 值），用测定管吸光度减去空白管吸光度后，再计算结果。

2. 结果计算

$$血清清蛋白（g/L）= \frac{测定管吸光度}{标准管吸光度} \times 标准清蛋白浓度（g/L）$$

血清总蛋白（TP）浓度，减去血清清蛋白（A）浓度即为球蛋白浓度（globulin，G），并可求得 A/G 比值。血清球蛋白（g/L）= TP − A。

【参考区间】　血清清蛋白（A）40~55g/L，血清球蛋白（G）24~34g/L，A/G > 1。

【临床意义】

血清总蛋白和清蛋白升高或降低的原因大致相同。

1. 血清清蛋白浓度升高　各种原因造成血清中水分减少引起血液浓缩。

2. 血清清蛋白浓度降低　急性降低常见于严重烧伤和大失血，慢性降低常见于肾病综合征、肝功能受损、肠道疾病及长期患消耗性疾病（如严重结核病、甲亢和恶性肿瘤）等。当清蛋白 < 25g/L 时，由于胶体渗透压下降，可出现水肿。先天性清蛋白缺乏者，血清几乎没有清蛋白，但不出现水肿。

3. A/G 比值　当清蛋白减少和球蛋白升高时，可出现 A/G 比值 < 1.0，这种情况称为 A/G 比例倒置。见于严重肝功能损伤及 M 蛋白血症，如慢性中度以上持续性肝炎、肝硬化、原发性肝癌、多发性骨髓瘤、原发性巨球蛋白血症等。

【注意事项】

1. 标本　严重高脂血症可使结果偏高，需做标本空白校正。

2. 试剂　①溴甲酚绿（bromocresol green，BCG）和溴甲酚紫（bromocresol purple，BCP）是常用的阴离子染料，清蛋白可与其结合，而球蛋白基本不结合，所以常用来测定血清中的清蛋白，并且操作简单、灵敏度高，重复性好，可实现自动化。BCP 对血清清蛋白结合特异性略差，BCG 为最常用。BCG 是一种 pH 指示剂，变色域为 pH3.8~5.4，在 pH3.8 由黄色——蓝绿色，在 pH5.4 蓝绿色——黄色。因此控制反应液的 pH 是本法测定的关键。②Brij−35 也可用其他表面活性剂代替，如吐温 20 或吐温 80，使终浓度为 2ml/L。灵敏度和线性范围不变。③BCG 缓冲液也可用柠檬酸盐或乳酸盐缓冲液。但用琥珀酸盐缓冲液制备校准曲线通过原点，线性好，灵敏度高，为首选配方。

3. 方法　BCG 试剂与清蛋白的反应是即刻反应，与其他血清蛋白是迟缓反应。血清加 BCG 试剂后 10~30 秒比色为清蛋白，10 分钟后约增高 7%~12%，60 分钟后约增高 11%~17%。引起增高的干扰物主要为急性时相反应蛋白，如铜蓝蛋白、C−反应蛋白、结合珠蛋白、α_1−酸性糖蛋白、α_1−抗胰蛋白酶等。故 BCG 与血清混合后，在 30 秒读取吸光度，可明显减少其他蛋白质的干扰。

【思考题】

1. 简述溴甲酚绿法测定清蛋白的原理。

2. 临床上计算清蛋白与球蛋白的比值有何意义？

3. 简述血清清蛋白测定的临床意义？

4. BCG 测定血清清蛋白为什么要设定在 30 秒比色？

三、免疫化学法测定 C−反应蛋白

C−反应蛋白（C−reactionprotein，CRP）是机体受到微生物入侵或组织损伤等刺激时肝细胞合成的急性时相反应蛋白。其中 CRP 在健康人血清中浓度很低（<1mg/L），而在细菌感染或组织损伤时，其浓度显著升高。全程 CRP 检测包含超敏 C – 反应蛋白（hypersensitive – CRP，hsCRP）和常规 CRP，常规 CRP 常用于评估感染或慢性炎症性疾病的风险，而 hsCRP 更多的用于评估心脑血管疾病的潜在风险。

【实验目的】

掌握血清 C – 反应蛋白测定原理及临床意义。熟悉血清 C 反应蛋白测定方法的优缺点、试剂配制、注意事项。

【实验背景】

CRP 的测定方法有胶乳增强透射比浊法（ITA）、放射免疫（RIA）、荧光免疫（FIA）、酶标免疫（ELISA）、速率散射比浊法（INA）、免疫荧光双抗体夹心法等，其中 ITA 是目前医院较多使用的方法之一。

【实验原理】

抗人 CRP 抗体包被聚苯乙烯颗粒或胶乳颗粒上，与血清中 CRP 相结合，形成抗原 – 抗体复合物浊度。根据吸光度或散射光强度变化，即可检测血清中 CRP 的含量。

【试剂仪器】

1. 试剂配制

（1）试剂 I　①100mmol/LTris 缓冲液（pH7.5）；②聚乙二醇；③ 0.95g/L 叠氮钠。

（2）试剂 II　①100mmol/LTris 缓冲液（pH8.0）；②羊抗人 C – 反应蛋白（CRP）抗血清；③0.95g/L 叠氮钠。

（3）标准品　为冻干人血清。

2. 仪器　自动生化分析仪。

【操作步骤】

1. 按表 10 – 3 操作。

表 10 – 3　免疫透射比浊法测定 C – 反应蛋白操作步骤

	B	U
血清标本（μl）	–	15
生理盐水（μl）	15	–
R1（μl）	250	250
混合，37℃5min，生理盐水调零，读各管吸光度（A_{1B}，A_{1U}）		
R2（μl）	50	50
混合，37℃5min，生理盐水调零，读各管吸光度（A_{2B}，A_{2U}）		

2. 实验数据计算　$\Delta A_U = \left(A_{2U} - \dfrac{265}{315}A_{1U} \right) - \left(A_{2B} - \dfrac{265}{315}A_{1B} \right)$

式中，265/315 表示是进行体积校正参数；265 表示加入试剂 II 前体积；315 表示加入试剂 II 后体积。

按照试剂配套标准品使用要求，用 5 个不同水平的标准液，以生理盐水为空白，经校准测定。仪器自动对标准品响应量通过合适的数学模型如 Logit – Log，拟合成校准曲线。校准仪器后，仪器直接报告检测结果。

【参考区间】　参考区间与年龄、生理状态有关。

血清 CRP <1.0mg/L。

随测定方法、试剂不同而异，请参照不同试剂盒说明书。各实验室应建立自己 CRP 参考区间。

【临床意义】

CRP 是敏感的炎症指标，常于疾病初发的 6 ~ 8 小时开始升高，24 ~ 48 小时达到高峰，升高幅度与感染或炎症严重程度呈正相关。CRP 检测快速、便捷，不受年龄、性别、贫血等因素的影响，且较白细胞计数变化更具特异性，见表 10 - 4。

表 10 - 4　CRP 与 hsCRP 测定临床意义

项目	检验结果		临床意义
hsCRP	<1.0mg/L		心脑血管疾病的危险性评估为低危险性
	1.0 ~ 3.0mg/L		心脑血管疾病的危险性评估为中危险性，建议给予抗炎治疗 2 周后再复检，取平均值作为观察基础
	>3.0mg/L		心脑血管疾病的危险性评估为高危险性，建议给予抗炎抗栓治疗
常规 CRP	儿童	<1.0mg/L	病程大于 6 ~ 12 小时，可基本排除细菌感染或细菌已被清除
		15 ~ 20mg/L	提示病毒感染 抗生素治疗时，CRP 降至此水平以下 如病程短，不能排除细菌感染，应数小时后再复查
		>25mg/L	细菌感染
	成人	15 ~ 25mg/L	提示病毒感染 抗生素治疗时，CRP 降至此水平以下 如病程短，不能排除细菌感染，应数小时后再复查
		25 ~ 50mg/L	提示细菌或病毒感染
		50 ~ 100mg/L	通常细菌感染，病毒感染不常见
		>100mg/L	提示细菌感染，可基本排除病毒感染

【注意事项】

1. 标本　使用新鲜血清，并尽可能快地检测。

2. 试剂　不同厂家、不同批号的试剂不能混用；试剂不能冷冻保存。

3. 可报告范围　根据试剂说明书设定患者结果可报告范围，如标本测定值超过上限时，应将样品用生理盐水稀释，重新测定。

【思考题】

1. 试述血清 CRP 及 hsCRP 测定的临床意义。

2. 血清 CRP 测定的注意事项有哪些？

（李　艳）

实验十一　血液葡萄糖和糖化血红蛋白的测定

一、血清(浆)葡萄糖测定

【实验目的】

掌握葡萄糖氧化酶法和己糖激酶法测定血清(浆)葡萄糖的原理、方法和临床意义。

【实验背景】

临床上常见的糖代谢紊乱是指血糖浓度过高或过低,其中以糖尿病最为常见。糖尿病的检验指标主要包括空腹血糖或随机血糖、口服糖耐量试验等,在糖尿病的诊断、分型、疗效评估以及并发症的诊断和鉴别诊断上有重要意义。这些项目的检测对象是血清(浆)葡萄糖。

扫码"学一学"

(一) GOD 法测定血清(浆)葡萄糖

【实验原理】

葡萄糖氧化酶(glucose oxidase,GOD)利用氧和水将葡萄糖氧化为葡萄糖酸,并释放过氧化氢。过氧化物酶(peroxidase,POD)在色原性氧受体存在时将过氧化氢分解为水和氧,并使色原性氧受体 4 - 氨基安替比林和酚去氢缩合为红色醌类化合物,即 Trinder 反应。红色醌类化合物的生成量与葡萄糖含量成正比。

$$葡萄糖 + O_2 + H_2O + \xrightarrow{GOD} 葡萄糖酸内酯 + H_2O_2$$

$$H_2O_2 + 4 - 氨基安替比林 + 酚 \xrightarrow{POD} 红色醌类化合物 + H_2O + O_2$$

【试剂仪器】

1. 试剂

(1) 0.1mol/L 磷酸盐缓冲液 (pH 7.0)　称取无水 Na_2HPO_4 8.67 g 和无水 KH_2PO_4 5.3 g,加入双蒸水约 800ml 溶解,用 1mol/L NaOH 或 1mol/L HCl 调节 pH 至 7.0,用双蒸水定容至 1000ml。

(2) 酶试剂　称取过氧化物酶 1200 U,葡萄糖氧化酶 1200 U,4 - 氨基安替比林 10mg,叠氮化钠 100mg,溶于磷酸盐缓冲液 80ml 中,用 1mol/L NaOH 调节 pH 值至 7.0,用磷酸盐缓冲液定容至 100ml,4℃保存。

(3) 酚溶液　称取重蒸馏酚 100mg,用双蒸水定容至 100ml。

(4) 酶酚混合试剂　酶试剂和酚溶液等体积混合,4℃保存。

(5) 12mmol/L 苯甲酸溶液　称取 1.4 g 苯甲酸,加入双蒸水约 800ml,加热助溶,冷却后加双蒸水定容至 1000ml。

(6) 100mmol/L 葡萄糖标准贮存液　称取已干燥恒重的葡萄糖 1.802 g,溶于 12mmol/L 苯甲酸溶液约 70ml 中,用 12mmol/L 苯甲酸溶液定容至 100ml,静置 2 小时后方可使用。

(7) 5mmol/L 葡萄糖标准应用液　吸取葡萄糖标准贮存液 5.0ml,用 12mmol/L 苯甲酸溶液定容至 100ml。

2. 仪器　自动生化分析仪或分光光度计。

【操作步骤】

1. 取试管 3 支，按表 11 −1 操作。

表 11 −1　葡萄糖氧化酶法测定血糖

加入物（ml）	空白管	标准管	测定管
双蒸水	0.02	—	—
葡萄糖标准应用液	—	0.02	—
血清	—	—	0.02
酶酚混合试剂	3.0	3.0	3.0

　　混匀，置于 37℃ 水浴中，温育 15 分钟，在波长 505nm 处比色，以空白管调零，读取标准管和测定管吸光度。

2. 结果计算

$$血清葡萄糖（mmol/L）= \frac{测定管吸光度}{标准管吸光度} × 5$$

【参考范围】

健康成人空腹血清葡萄糖为 3.9 ~ 6.1mmol/L。

【注意事项】

1. 葡萄糖氧化酶仅对 β − D − 葡萄糖高度特异，溶液中的葡萄糖约 36% 为 α 型、64% 为 β 型。葡萄糖的完全氧化需要 α 型到 β 型的变旋过程。国外有些商品葡萄糖氧化酶试剂盒中含有葡萄糖变旋酶，促进 α − D − 葡萄糖转变为 β − D − 葡萄糖。这一过程在极谱法测定葡萄糖（速率法）时尤为重要。在终点法中，延长孵育时间可达到完成自发变旋过程。新配制的葡萄糖标准液主要是 α 型，因此必须放置 2 小时以上（最好过夜），待变旋平衡后方可应用。

2. 葡萄糖氧化酶法可用于直接测定脑脊液葡萄糖含量，但不能直接测定尿液葡萄糖含量。因为尿液中尿酸等还原性物质浓度过高，可干扰过氧化物酶反应，造成结果假性偏低。

3. 测定标本用血清或以草酸钾 − 氟化钠为抗凝剂的血浆。抗凝管的制备方法：称取草酸钾 6 g，氟化钠 4 g，用双蒸水溶解并定容至 100ml；吸取 0.1ml 到各支试管中，置于 80℃ 恒温干燥箱中烘干。该抗凝管可使 2 ~ 3ml 血液在 3 ~ 4 天内不凝固。

4. 严重黄疸、溶血及乳糜样血清应先制备无蛋白血滤液，然后再进行测定。

【评价】

1. 本方法的线性范围可达 22.24mmol/L，回收率 94% ~ 105%，批内 CV 为 0.7% ~ 2.0%。批间 CV 约 2%，日间 CV 为 2% ~ 3%。

2. 从原理中可知本法测定血糖的第一步是特异性反应，第二步特异性较差，误差往往发生在反应的第二步。一些还原性物质如尿酸、维生素 C、胆红素和谷胱甘肽等，可与色原性物质竞争过氧化氢，从而消耗反应过程中所产生的过氧化氢，使测定结果偏低。但在本法的测定条件下，溶血标本血红蛋白的浓度达 10g/L，黄疸标本胆红素浓度达 342μmol/L，维生素 C 小于 30mg/L，均不影响测定结果。氟化钠浓度达 2g/L 不干扰测定结果。标本中含尿素浓度达 46.7mmol/L，尿酸浓度达 2.95mmol/L，肌酐浓度达 4.42mmol/L，半胱氨酸浓度达 3.3mmol/L，三酰甘油浓度达 5.6mmol/L，胆固醇浓度达 4.4mmol/L，对测定结果均无显著影响。

（二）HK 法测定血清(浆)葡萄糖

【实验原理】

葡萄糖和三磷酸腺苷（ATP）在镁离子存在条件下被 HK 磷酸化，生成 G – 6 – P 与二磷酸腺苷，G – 6 – P 在 G – 6 – PDH 的催化下脱氢，生成 6 – 磷酸葡萄糖（6 – PGA），同时使 NAD^+ 还原成 $NADH + H^+$，$NADH + H^+$ 在 340nm 有特异性吸收峰，其吸光度的升高与葡萄糖的含量成正比。反应式如下：

$$葡萄糖 + ATP \xrightarrow{HK} G – 6 – P + ADP$$

$$G – 6 – P + NAD^+ \xrightarrow{G – 6 – PDH} 6 – PGA + NADH + H^+$$

【试剂仪器】

1. 酶混合试剂　组成成分及浓度见表 11 – 2。

表 11 – 2　HK 法测定血糖的试剂组成

试剂 I （R I）		试剂 II （R II）	
ATP	1.4mmol/L	HK	2500U/L
NAD^+	0.8mmol/L	保护剂、稳定剂	适量
G – 6 – PDH	380U/L		
三乙醇胺缓冲液（pH 7.5）	50mmol/L		

2. 葡萄糖标准应用液　5.55mmol/L。

3. 标本要求　血清、血浆、脑脊液或尿液。血清或血浆内的葡萄糖30℃稳定4小时，2~8℃稳定24小时，冷冻可保存更长时间。

【操作步骤】

1. 手工法　按表 11 – 3 步骤操作。

表 11 – 3　手工 HK 法测血糖

体积（ml）	空白管	标准管	测定管	质控管
双蒸水	0.01	—	—	—
标准液	—	0.01	—	—
质控液	—	—	—	0.01
标本	—	—	0.01	—
试剂	1.5	1.5	1.5	1.5

37℃水浴15分钟，于340nm处以空白管调零，读取各管吸光度。

2. 自动分析　主要测定参数见表 11 – 4。

表 11 – 4　自动分析主要测定参数

名称	参数	名称	参数
标本量	3.0μl	副波长	450nm
试剂 I	240μl	温度	37℃
试剂 II	60μl	测定模式	终点法
主波长	340nm	反应时间	600 秒

3. 结果计算

$$C_{标本}（mmol/L）= A_{标本} \times C_{标准}/A_{标准}（mmol/L）$$

【参考区间】

健康成人空腹血清葡萄糖为 3.9~6.1mmol/L。

【注意事项】

1. HK 和 G-6-PDH 是本反应中关键的工具酶，必须使用高纯度产品（Mg^{2+} 为 HK 的激活剂，EDTA 为抑制剂）。

2. NAD^+ 的纯度要求达 98% 以上。

【评价】

1. 本方法准确度和精密度高，特异性好，为血糖测定的参考方法，线性可达 22.2mmol/L（400mg/dl）。批内 CV（%）≤2.5%，批间 CV（%）≤3.0%。

2. 本方法适用于自动分析，轻度溶血、脂血、黄疸、氟化钠、肝素、EDTA 和草酸盐等对本法的测定结果干扰较小。但严重的溶血致使红细胞内有机磷酸酯及一些酶类释放，消耗 NAD^+，可使葡萄糖测定值下降 6.6%~32%。

【临床意义】

血糖浓度受神经系统和激素的调节而保持相对稳定，当这些调节失去原有的相对平衡时，则出现高血糖或低血糖。

1. 生理性高血糖 饭后 1~2 小时；摄入高糖食物；紧张训练、剧烈运动和情绪紧张，肾上腺素分泌增加。

2. 病理性高血糖

（1）糖尿病 由于胰岛素绝对不足或相对不足，导致血糖增高。

（2）内分泌疾病 甲状腺功能亢进、嗜铬细胞瘤、肢端肥大症、巨人症、库欣综合征、高血糖素细胞瘤等、各种对抗胰岛素的激素分泌过多导致高血糖。注意升高血糖的激素增多引起的高血糖，现已归入特殊类型的糖尿病中。

（3）颅内压增高 颅内压增高刺激血糖中枢，如颅外伤、颅内出血、脑膜炎等。

（4）脱水引起的高血糖 如呕吐、腹泻和高热等也可使血糖轻度增高。

3. 生理性低血糖 常见于饥饿和剧烈运动。

4. 病理性低血糖

（1）胰岛 B 细胞增生或胰岛 B 细胞瘤等，使胰岛素分泌过多。

（2）对抗胰岛素的激素分泌不足，如垂体前叶功能减退、肾上腺皮质功能减退和甲状腺功能减退而使生长素、肾上腺皮质激素和甲状腺激素分泌减少。

（3）严重肝病患者，肝细胞糖原贮存不足及糖异生功能低下，肝脏不能有效地调节血糖。

【思考题】

1. 简述葡萄糖氧化酶法和 HK 法测定血清葡萄糖的基本原理和临床意义，以及两种方法的优缺点。

2. 哪些因素可能会影响血清葡萄糖的测定？如何克服？

二、离子交换色谱法测定糖化血红蛋白

【实验目的】

掌握离子交换色谱测定糖化血红蛋白的原理、方法与注意事项；掌握糖化血红蛋白的

组成和临床应用。

【实验背景】

成人血红蛋白由血红蛋白 A（HbA，$\alpha_2\beta_2$，约占 97%）、血红蛋白 A$_2$（HbA$_2$，$\alpha_2\delta_2$，约占 2.5%）、血红蛋白 F（HbF，$\alpha_2\gamma_2$，约占 0.5%）所组成。对 HbA 进行色谱分析发现了 HbA$_1$（HbA$_{1a1}$、HbA$_{1a2}$、HbA$_{1b}$、HbA$_{1c}$）和 HbA$_0$。HbA$_1$ 为糖化血红蛋白，主要成分是 HbA$_{1c}$，约占 80%。

糖化血红蛋白（严格应为 HbA$_{1c}$）作为糖尿病诊断与疗效监测的金标准。目前常用的检测手段分为两大类：基于 GHb 与 Hb 的电荷差异的阳离子交换色谱法、电泳法等；另一类是基于 Hb 上糖化基团的结构特征差异的亲和色谱法、免疫比浊法、离子捕获法、酶法等。不同方法原理不同、所测组分差异以及变异血红蛋白干扰程度不同，导致各类方法结果有较大的差异。变异血红蛋白包括血红蛋白 H（HbH，β4，四个相同 β 链组成的四聚体血红蛋白）、血红蛋白 C（HbC，β 链中 Lys 被 Glu 取代的血红蛋白）、血红蛋白 S（HbS，镰刀状细胞红蛋白）等。

测定 HbA$_{1c}$ 国际公认的参考方法为 IFCC 推荐的高效液相色谱串联电喷雾一级质谱或高效液相色谱串联毛细管电泳，两种方法结果一致。美国国家糖化血红蛋白标准计划（NGSP）使用离子交换高效液相色谱法为参考方法。目前，临床使用的糖化血红蛋白自动分析仪多采用离子交换柱高效液相色谱法。

【实验原理】

血红蛋白（Hb）各组分等电点不同，与葡萄糖结合后在弱酸性条件下所带电荷性质和数量存在差异，与高效液相色谱离子交换色谱柱的亲和力不同。标本在高效液相色谱取样站中自动混合并稀释，之后注入分析柱。高效液相色谱的双泵将预先编程设置的由低到高离子浓度的缓冲液注入系统，在这一过程中，血红蛋白经和离子交换分析柱中物质离子反应后达到分离，可将 HbA$_{1a}$、HbA$_{1b}$、HbA$_{1c}$ 等血红蛋白组分分别洗脱。处理好的样本自动被注入分析通路，在 415nm 监测 Hb 洗脱过程，并由 690nm 进行校正，计算 HbA$_{1c}$ 的含量。

【试剂仪器】

1. 仪器 高效液相色谱糖化血红蛋白检测系统。

2. 试剂 配套的离子交换分析柱及缓冲液。

【操作步骤】

1. 开机 按照糖化血红蛋白检测系统操作说明书或 SOP 文件进行。

2. 按照临床实验室检测的常规方法采用含有 EDTA 抗凝剂的采血管采集静脉血，也可以采集手指末端血。

3. 进样分析 将样本放入自动取样站中进行检测分析。

4. 设置梯度 根据临床实验 SOP 文件设置缓冲液注入梯度。

5. 后处理 冲洗色谱柱，关闭整个装置。

【参考区间】

HbA$_{1c}$：4% ~ 6%（20 ~ 42mmol/mol）。

【临床意义】

1. GHb 是红细胞中的血红蛋白与血中糖类物质（主要是葡萄糖）缓慢、连续的非酶促反应产物，一旦形成稳定的 GHb 则不再解离。在红细胞生存的 120 天内，其合成速率与红细胞所处环境中糖的浓度成正比。因此，GHb 可反映测定前较长时间（约 8 ~ 12 周）血糖的平均水平，不受血糖暂时波动的影响。

2. HbA_{1c}在临床上作为糖尿病患者诊断和血糖控制效果的指标。我国的糖尿病指南建议糖尿病患者HbA_{1c}控制在6.5%以下。当$HbA_{1c} \leqslant 7\%$时，认为血糖控制比较理想；当$HbA_{1c} \geqslant 8\%$时则需加强血糖控制；糖尿病控制不佳时，GHb可高达正常值2倍以上。

3. HbA_{1c}降低多见于溶血或失血性贫血等红细胞半衰期缩短的疾病，以及慢性持续性低血糖症等。

【注意事项】

1. 标本　全血样本在4℃冰箱可稳定4~7天。在-70℃或更低温度可以长期储存，但不宜在-20℃长期储存。变异血红蛋白HbS、HbC、HbD和HbE等可使测定结果假性降低或升高，主要取决于变异血红蛋白的种类和所采用的测定方法。

2. 试剂　抗凝剂EDTA和氟化物不影响实验结果，肝素可使结果增高。

3. 方法　离子交换高效液相色谱法测定HbA_{1c}具有准确、重复性好、自动化操作较简单等优点，但结果受温度、缓冲液离子强度和pH的影响，所用离子交换色谱柱达到检测数量限应及时更换，不可超量使用。

4. 不稳定的GHb的影响　GHb中的碳水化合物部分由醛亚胺键连接者称为不稳定的GHb，由酮亚胺键连接者称为稳定的GHb，前者对血糖的急性改变敏感，后者不受血糖短期波动的影响。应采用一定的方法将不稳定的GHb除去，如在pH<5的条件下，不稳定的GHb全部分解，且不影响其他Hb的层析性质。

【思考题】

1. 简述离子交换高效液相色谱法测定糖化血红蛋白原理，哪些物质对其检测可能存在干扰？

2. HbA_{1c}检测的临床意义有哪些？

（张　涛）

实验十二　血清脂蛋白相关指标的测定

一、磷酸甘油氧化酶法测定血清三酰甘油

【实验目的】

掌握磷酸甘油氧化酶法测定血清三酰甘油的基本原理和主要操作流程；熟悉磷酸甘油氧化酶法的干扰因素。

【实验背景】

血清三酰甘油（TG）主要存在于 VLDL 和 CM 中，也是冠心病的独立危险因素。检测方法有化学法和酶法，目前临床普遍采用酶法检测。

【实验原理】

血清中三酰甘油经脂蛋白脂肪酶（lipoprotein lipase，LPL）作用，可水解为甘油和游离脂肪酸（free fatty acid，FFA），甘油在 ATP 和甘油激酶（glycerol kinase，GK）的作用下，生成 3 - 磷酸甘油，再经磷酸甘油氧化酶（glycerol phosphate oxidase，GPO）作用，氧化生成磷酸二羟丙酮和过氧化氢（H_2O_2），H_2O_2 与 4 - 氨基安替比林（4 - AAP）及 4 - 氯酚在过氧化物酶（peroxidase，POD）作用下，生成红色醌类化合物，其显色程度与 TG 的浓度成正比。

扫码"学一学"

【试剂仪器】

1. 三酰甘油液体酶试剂　酶混合试剂组成，见表 12 - 1。

表 12 -1　酶法测定三酰甘油的试剂组成

组成成分	浓度
哌嗪 - N,N' - 双（2 - 乙基磺酸）（PIPES）缓冲液	50mmol/L（pH 6.8）
脂蛋白脂肪酶（LPL）	≥2000U/L
甘油激酶（GK）	≥250U/L
磷酸甘油氧化酶（GPO）	≥3000U/L
过氧化物酶（POD）	≥1000U/L
ATP	≥1.4mmol/L
4 - 氨基安替比林（4 - AAP）	≥1.0mmol/L
4 - 氯酚	3.5mmol/L

2. 2.26mmol/L（200mg/dl）TG 标准液　准确称取三油酸甘油酯（平均分子量 885.4）200mg，加 Triton X - 100 5ml，用蒸馏水定容至 100ml，分装后，4℃保存备用，切勿冰冻保存。

【操作步骤】

1. 取试管 3 支，按表 12 - 2 进行操作。

表12-2 酶法测定三酰甘油

加入物（μl）	空白管（B）	标准管（S）	测定管（U）
血清	—	—	10
TG 标准液	—	10	—
生理盐水	10	—	—
酶试剂	1 000	1 000	1 000

充分混匀，37℃水浴5分钟，用空白管调零，于500nm波长处读取各管吸光度。

2. 结果计算

$$血清\ TG（mmol/L）=\frac{测定管吸光度（A_U）}{标准管吸光度（A_S）}×三酰甘油标准液浓度（C_S）$$

【参考区间】 健康成年人血清三酰甘油浓度：<1.7mmol/L。

【临床意义】

1. 血清 TG 增高 见于各种原因所致的高TG血症。高TG血症有原发性与继发性两类，前者多因遗传因素导致，包括家族性高TG血症与家族性混合型高脂血症等。继发性高TG血症见于糖尿病、糖原累积病、甲状腺功能减退、肾综合征、妊娠、口服避孕药、酗酒等。

2. 血清 TG 降低 比较少见，慢性阻塞性肺疾病、脑梗死、甲状腺功能亢进、营养不良和消化吸收不良综合征等可引起血清TG的降低。

【注意事项】

1. 取血后应及时分离血清（或血浆），以免红细胞膜磷脂在磷脂酶的作用下产生游离甘油（free glycerol，FG），或者抗凝剂存在时红细胞内水溢出而稀释血浆降低TG值。分离血浆前，标本最好放于冰水中，并尽快分离，避免TG自发水解出现误差。

2. 血清TG易受饮食的影响，进食脂肪后，血清中TG明显上升，2~4小时内即可出现血清混浊，8小时以后接近空腹水平。因此，做血清TG测定者，要求空腹12小时后再进行采血，并要求72小时内不饮酒，否则会使检测结果偏高。

3. 为了去除FG的干扰，可用外空白法（同时用不含LPL的酶试剂测定FG作空白）和内空白法（亦称双试剂法，将LPL和4-AAP组成试剂2，其余部分为试剂1）。

4. 本方法所用酶试剂在4℃避光保存，至少可稳定3~7天，出现红色时不可再用，试剂空白吸光度应≤0.05。

5. TG在12.93mmol/L以下时，线性关系良好，如超出此线性范围或血清明显混浊，可用生理盐水作倍比稀释后再测。

6. 以血浆作标本时，应注意抗凝剂的影响。通常使用EDTA-2K（1mg/ml）作抗凝剂。

【思考题】

1. 磷酸甘油氧化酶法测定血清三酰甘油的基本原理是什么？

2. 简述血清三酰甘油测定的临床意义。

3. 如何去除游离甘油的干扰？

二、胆固醇氧化酶法测定血清总胆固醇

【实验目的】

掌握胆固醇氧化酶法测定血清总胆固醇的基本原理和主要操作流程；熟悉Trinder反应

在临床生化检验中的应用与测定的注意事项。

【实验背景】

血清中总胆固醇（total cholesterol，TC）是指各脂蛋白所含胆固醇的总和，包括游离胆固醇（free cholesterol，FC）和胆固醇酯（cholesterol ester，CE）两部分。血清总胆固醇测定方法分为化学法和酶法两大类。血清总胆固醇测定的决定性方法为同位素稀释－质谱法，参考方法为正己烷抽提 L－B 反应显色法（ALBK 法），常规方法为酶法。目前国内外临床实验室多采用胆固醇氧化酶法。

【实验原理】

血清中胆固醇酯可被胆固醇酯酶水解为游离胆固醇和游离脂肪酸（FFA），胆固醇在胆固醇氧化酶的氧化作用下生成 Δ^4－胆甾烯酮和 H_2O_2。指示反应为 Trinder 反应，产物颜色深浅与血清中总胆固醇含量呈线性关系。

【实验试剂】

1. 胆固醇液体酶试剂　酶混合试剂组成，见表 12－3。

表 12－3　酶法测定胆固醇的试剂组成

组成成分	浓度
PIPES 缓冲液	75mmol/L（pH 6.8）
胆固醇酯酶（ChE）	≥800U/L
胆固醇氧化酶（COD）	≥500U/L
过氧化物酶（POD）	≥1000U/L
4－氨基安替比林（4－AAP）	0.5mmol/L
苯酚	3.5mmol/L

2. 5.17mmol/L（200mg/dl）胆固醇标准液　称取胆固醇 200mg，异丙醇配成 100ml 溶液，分装后，4℃保存，备用。

【操作步骤】

1. 取试管 3 支，按表 12－4 进行操作。

表 12－4　酶法测定总胆固醇的加样方案

加入物（μl）	空白管（B）	标准管（S）	测定管（U）
血清	—	—	10
胆固醇标准液	—	10	—
生理盐水	10	—	—
酶试剂	1000	1000	1000

充分混匀，37℃水浴 10 分钟，用空白管调零，于 500nm 波长处读取各管吸光度。

2. 结果计算

$$血清 TG（mmol/L）= \frac{测定管吸光度（A_U）}{标准管吸光度（A_S）} \times 三酰甘油标准液浓度（C_S）$$

【参考区间】　健康成年人血清总胆固醇浓度：3.11～5.18mmol/L。

【临床意义】

1. 血清 TC 增高　常见于动脉粥样硬化。高 TC 血症有原发性与继发性两类，前者多因遗传因素导致，如家族性高 TC 血症、家族性 ApoB 缺陷症、多源性高 TC 血症、混合型高脂蛋白血症等。继发性高 TC 血症见于肾病综合征、糖尿病、甲状腺功能减退、妊娠等。

2. 血清 TC 降低　常见于低脂蛋白血症、贫血、败血症、甲状腺功能亢进、肝脏疾病、严重感染、营养不良、肠道吸收不良和药物治疗过程中的溶血性黄疸及慢性消耗性疾病，如癌症晚期等。

【注意事项】

1. 血红蛋白高于 2g/L 时可引起正干扰；胆红素高于 0.1g/L 时有明显负干扰；血中维生素 C 与甲基多巴浓度高于治疗水平时，会使结果降低。

2. 本方法测定胆固醇，线性范围≤19.38mmol/L（750mg/dl），如果超过范围，以生理盐水稀释后再测定。

3. 如需检测血清游离胆固醇浓度，将酶试剂成分中胆固醇酯酶去掉即可。

4. 检测 TC 的血清标本密闭保存时，在 4℃可稳定 1 周，−20℃可稳定半年以上。如为血浆标本，抗凝剂通常使用 EDTA−2K（1mg/ml）。

【思考题】

1. 简述胆固醇氧化酶法检测血清总胆固醇的原理。

2. 简述血清总胆固醇测定的临床意义。

三、酶偶联终点法测定血清 HDL 及其亚类胆固醇

【实验目的】

掌握酶偶联终点法测定血清 HDL 及其亚类胆固醇的基本原理；熟悉血清 HDL 及其亚类胆固醇的临床意义及测定中的注意事项。

【实验背景】

体内 HDL 主要在肝脏合成，以逆向转运方式将胆固醇从周围组织运回肝脏并进行代谢转化。因此，HDL 是抗动脉粥样硬化的因素。HDL 有三个亚类：HDL_1、HDL_2 和 HDL_3。HDL_1 仅在高胆固醇饮食时才会出现，含量极少，HDL_2 含量相对稳定，HDL_3 在机体不同状态下变化较大。因此，HDL 及其亚类胆固醇的检测，可作为心血管疾病危险性评价指标。

HDL 亚类分离方法主要有：超速离心法、聚丙烯酰胺凝胶电泳法和多价阴离子分级沉淀法。其中多价阴离子分级沉淀法具有快速、经济、简便、实用等优点。常用的沉淀剂有硫酸葡聚糖−镁（dextran sulfate−Mg^{2+}，DS−Mg^{2+}）、聚乙二醇（polyethylene glycol，PEG）。

【实验原理】

以 10% PEG 20 000 作为沉淀剂，在 pH 6.5 的条件下沉淀含有 ApoB 的脂蛋白［包括 VLDL、LDL 和 LP（a）］，则离心后的上清液中仅含有 HDL。在 pH 7.5 的条件下，增加 PEG 20 000 的浓度（19%）可使血清中 HDL_2 与含有 ApoB 的脂蛋白一同沉淀，离心后的上清液中仅含有 HDL_3。采用胆固醇氧化酶法，检测所得上清液中胆固醇，即为 HDL_3 中胆固醇。

【实验试剂】

1. 10% PEG 20 000 溶液（HDL 分离剂） 称取 PEG 20 000 10g，溶于磷酸盐缓冲液（0.1mol/L pH 6.5）中并稀释至 100ml，调节 pH 值至 6.50±0.05。

2. 19% PEG 20 000 溶液（HDL_3 分离剂） 称取 PEG 20 000 19g，溶于磷酸盐缓冲液（0.1mol/L pH7.5）中并稀释至 100ml，调节 pH 值至 7.50±0.05。

3. 胆固醇液体酶试剂 酶混合试剂组成，见表 12−3。

4. 5.17mmol/L（200mg/dl）胆固醇标准液 同上。

【操作步骤】

1. PEG 分离血清 HDL 及其亚类　取试管两支，分别标明 HDL、HDL_3，各加待测血清 0.2ml 及相应的分离剂 0.4ml，混匀，静置 10 分钟，5 000 r/min 离心 15 分钟，分别吸取上清液 0.3ml 用于测定 HDL 及其亚类中的胆固醇含量。

2. 血清 HDL 及其亚类胆固醇测定　取试管 4 支，按表 12 – 5 进行操作。

表 12 – 5　酶法测定 HDL 及其亚类中胆固醇

加入物（ml）	空白管（B）	标准管（S）	HDL – C（U_1）	HDL_3 – C（U_2）
HDL 管上清液	—	—	0.3	—
HDL_3 管上清液	—	—	—	0.3
生理盐水	0.3	0.24	—	—
胆固醇标准液	—	0.06	—	—
酶混合试剂	2.0	2.0	2.0	2.0

充分混匀，37℃水浴 10 分钟，用空白管调零，于 500nm 波长处读取各管吸光度。

3. 结果计算

$$HDL - C（mmol/L） = \frac{A_{HDL-C}}{A_S} \times \frac{标准液浓度}{5（标准液稀释倍数）} \times 3$$

$$HDL_3 - C（mmol/L） = \frac{A_{HDL3-C}}{A_S} \times \frac{标准液浓度}{5（标准液稀释倍数）} \times 3$$

$$HDL_3 - C（mmol/L） = HDL - C - （HDL_3 - C）$$

【参考区间】　HDL – C：男 1.28 ± 0.33mmol/L；女 1.37 ± 0.33mmol/L。

HDL_2 – C：男 0.53 ± 0.19mmol/L；女 0.62 ± 0.22mmol/L。

HDL_3 – C：男 0.75 ± 0.17mmol/L；女 0.75 ± 0.16mmol/L。

HDL_2 – C 约占 HDL – C 的 40%，HDL_3 – C 约占 60%。

因实验条件的差异，各实验室应建立自己的参考区间。

【临床意义】

心血管疾病的发病率与血清 HDL – C 水平呈负相关。HDL – C 低于 0.9mmol/L 是心血管疾病的危险因素，在预测心血管疾病的危险因素中，HDL – C 下降比 TC 和 TG 升高更有意义。

HDL – C 下降多见于脑血管疾病、冠心病、糖尿病、肝炎、肝硬化等。此外，高 TG 血症、肥胖者、吸烟者亦常伴有低 HDL – C 血症。适量饮酒和长期体力劳动者可见升高。HDL – C 含量过高（超过 2.6mmol/L）也属于病理状态，通常被定义为高 HDL 血症。

HDL_2 胆固醇（HDL_2 – C）降低见于动脉粥样硬化、糖尿病等，其下降比率大于HDL – C。因此，HDL_2 – C 亚类与心血管疾病的相关程度比 HDL – C 更密切；HDL_2 – C 降低亦可作为心血管疾病的危险指标。

【注意事项】

1. 沉淀后上清液应清澈。血清严重浑浊时可导致 LDL 和 VLDL 沉淀不完全，此时可将血清以生理盐水作 1:1 稀释后再行沉淀。

2. 离心过程中产生的高热可使沉淀不完全，最好用低温离心机。离心后应立即吸取上清液并在 4 小时内完成胆固醇测定，否则会使检测结果偏高。

3. PEG 黏度较大，移取试剂时，可使用倒退移液法并用吸水纸擦净吸管外壁，以减小误差。

【思考题】

1. 酶偶联终点法测定血清 HDL 及其亚类胆固醇有哪些注意事项？
2. 简述检测 HDL 及其亚类胆固醇的临床意义。

四、免疫透射比浊法测定血清载脂蛋白 A I 和 B100

【实验目的】

掌握透射免疫浊度法测定血清 ApoA I／ApoB100 的原理与影响因素；熟悉 ApoA I／ApoB100 的临床应用。

【实验背景】

特定蛋白的测定方法包括免疫扩散法、免疫电泳法、放射免疫分析法、酶联免疫吸附法、化学发光免疫技术及免疫浊度法等。免疫浊度法是利用可溶性抗原与抗体在液相载体中特异性结合，形成抗原－抗体复合物颗粒，使反应液出现浊度。当特定波长光线通过时可形成光的吸收、散射，测量透射光或散射光信号强弱，即可计算出被测物的量。免疫浊度法包括透射免疫浊度法（ITA）和散射免疫浊度法（INA）两大类。生化分析仪基本采用透射免疫浊度法的原理。

特定蛋白分析仪（散射比浊仪）是采用散射免疫浊度法的原理，一般检测 5°～90°角的散射光的强度，包括终点法与速率法。

中华医学会检验分会推荐免疫浊度法作为临床实验室测定 ApoA I、ApoB100 的常规方法。首选 ITA，其次为 INA。本实验主要介绍 ITA 法测定血清 ApoA I／ApoB100。

【实验原理】

血清中载脂蛋白 A I（apolipoprotein A I，ApoA I）或载脂蛋白 B100（apolipoprotein B100，ApoB100）与试剂中特异性的抗 ApoA I 或抗 ApoB100 结合，在适当条件下形成细小颗粒状的抗原抗体复合物，该复合物可均匀分散在溶液介质中并形成浊度。浊度在一定范围内与血清中 ApoA I 或 ApoB100 的含量成正比。当特定波长入射光通过这一溶液介质时，被吸收的量与混浊颗粒的量成正比。

【试剂仪器】

1. Apo 缓冲液 pH 7.4 的 10mmol/LPBS 缓冲液，内含 0.15mol/L NaCl、40g/L PEG 6000 及表面活性剂适量（Tween 20），用 G5 玻芯漏斗抽滤后使用。本试剂的吸光度 A_{340} < 0.05，2～6℃冰箱中保存，有效期达 6 个月。

2. 抗血清应用液 用羊或兔抗人 ApoA I 或 ApoB100 抗血清，选择合适的抗血清效价（如抗 ApoA I 为 1：16，抗 ApoB100 为 132）。临用前取抗血清 200μl，加 0.9% NaCl 溶液 700μl，混匀待用，4℃可放置 1 周。

3. 参考血清 购买符合国际标准的定值血清，-20℃以下保存，至少可稳定 6 个月，解冻后注意彻底混匀后应用。

4. 仪器 分光光度计或自动生化分析仪。

【操作步骤】

1. 配制 Apo 抗体液 临用前按 ApoA I 抗血清（或 ApoB100 抗血清）：Apo 缓冲液为 1：9 的比例混合成单一试剂。

2. 校准曲线的制备 根据免疫比浊法原理，吸光度与浓度之间一般是 3 次方程曲线关系，应取多点制作校准曲线。以 5 点定标为例，校准曲线制备方法如下。

（1）校准液制备　取参考血清，用 0.9% NaCl 溶液倍比稀释成 5 个不同浓度，第 1 管为原参考血清浓度，其他 4 管进行倍比稀释，即分别是 1∶2、1∶4、1∶8、1∶16，共 5 种不同浓度。

（2）测定　与标本同样操作，测定出各校准管的吸光度值。

（3）绘制校准曲线　以合适的数学模型如 Logit – Log 拟合成校准曲线。或以吸光度值与相应浓度的对数为坐标作图，制备校准曲线。

3. 手工测定　操作步骤见表 12 – 6。

表 12 – 6　免疫透射比浊法测定血清 ApoA Ⅰ、ApoB100

加入物（μl）	空白管（B）	标准管（S）	测定管（U）
血清	—	—	5
参考血清	—	5	—
Apo 缓冲液	5	—	—
Apo 抗体液	1 000	1 000	1 000

混匀，37℃ 保温 10 分钟，波长 340nm，空白管调零，测定各管吸光度，可计算或根据校准曲线查得结果。

4. 自动生化分析仪测定　根据分析仪的说明书设置参数。

结果计算　样本的吸光度值在校准曲线上查得结果。或根据 $y = ax^3 + bx^2 + cx + d$ 的 3 次方程进行曲线拟合得到曲线拟合方程，通过此方程和样品的吸光度值可计算出实验结果。

【参考区间】　ApoA Ⅰ：1.00 ~ 1.50g/L；ApoB100：0.50 ~ 1.10g/L；ApoA Ⅰ/ApoB100：1.0 ~ 2.0。

【临床意义】

1. 血清 ApoA Ⅰ　主要存在于 HDL 中，HDL – C 是反映 HDL 颗粒携带胆固醇的量及代谢状态，与 HDL – C 共同反映 HDL 的水平；ApoA Ⅰ 降低是冠心病的危险因素。HDL 是由一系列大小和组成都不均一的亚类组成，病理状态下 HDL 亚类大小与组成发生变化，故 ApoA Ⅰ 和 HDL – C 的变化不完全一致，二者不能互相代替，临床上同时检测更有价值。

2. ApoB100　主要存在于 LDL 中，也存在于非 HDL 颗粒 [VLDL、IDL、LP（a）]，与 LDL – C 呈显著正相关；ApoB100 增高是冠心病的危险因素。当血清 LDL – C 升高时，血清 ApoB100 也升高，甚至还未出现高胆固醇血症时 ApoB100 已升高。但在病理状态下 ApoB100 和 LDL – C 变化也不完全一致，二者亦不能相互代替。

3. ApoA Ⅰ/ApoB100　临床上常将 ApoA Ⅰ/ApoB100 <1.0 作为冠心病的危险指标。

【注意事项】

1. 免疫比浊法的干扰主要来自血清。标本中大分子物质（如脂蛋白、内源性免疫复合物和聚合的免疫球蛋白等）有光散射。自动分析中采用的二点法可自动去除空白，手工单一试剂法应设标本空白管，尤其是高 TG 血症标本或标本用量较大时，干扰更明显。尘埃颗粒、比色皿划痕等也存在干扰。

2. 标本应空腹采集并及时分离血清，及时测定；也可于 2 ~ 6℃ 冰箱中保存，于 1 周内测定，-20℃ 以下可保存 6 个月。

3. 抗原和抗体的比例　合适抗原和抗体的比例是免疫比浊法的关键因素，带现象将导致测定结果的严重偏离。

4. 校准物 为了减少基质效应的影响，应用定值人血清作校准物。

5. 试剂成分作用 Apo 缓冲液中的 PEG 和表面活性剂有助于抗原位点的暴露，使其能充分地与特异性抗体发生反应，表面活性剂还可减轻血清空白浊度。

6. 定标 ApoAⅠ与 ApoB100 的终点比浊法测定，宜选用多点定标，按曲线回归方程计算结果；且每一批号的抗血清均应作一次多点定标，以保证测量结果的准确。

【思考题】

1. 简述免疫透射比浊法的原理及注意事项。

2. ApoAⅠ与 ApoB100 检测的临床意义有哪些?

（郝　娟）

实验十三　微量元素测定

一、碳酸酐酶激活法测定锌

【实验目的】

掌握碳酸酐酶激活法测定锌的原理及临床意义；了解碳酸酐酶激活法测定锌的操作方法及注意事项。

【实验背景】

锌（zinc，Zn）是人体必需的微量元素，具有重要的生物学功能。锌参与300多种酶的组成，在蛋白质、脂肪、糖和核酸等物质代谢中起重要作用。原子吸收分光光度法是目前检测锌的参考方法，具有特异性强、灵敏度及准确度均较高等优点。但存在仪器价格昂贵，基层医院很难开展。碳酸酐酶法克服了化学比色法测定锌存在的试剂空白吸光度高、干扰因素多、准确度差以及水合氯醛、氰化钾等试剂具有毒害性等方法学的缺陷，具有操作简便快速、灵敏度高、准确度高、特异性强、试剂稳定等优点，适合于自动生化分析仪检测。血清、发样、尿液经预处理后均可采用此法测锌。

扫码"学一学"

【实验原理】

锌是碳酸酐酶（CA）的辅助因子，碳酸酐酶失去锌离子成为脱辅基的碳酸酐酶（apoCA）后即不具有催化活性，而当它与锌离子重新结合后又可获得催化活性。碳酸酐酶催化醋酸对硝基酚生成黄色对硝基酚，在405nm附近有吸收峰。在一定反应时间内，生成的对硝基酚吸光度变化速率与锌浓度成正比。

$$\text{醋酸对硝基苯酚} \xrightarrow{\text{CA}} \text{对硝基酚} + CH_3COOH$$

【实验试剂】

1. 锌螯合缓冲液（透析液）　12.59g 吡啶 – 2,6 – 二羧酸（0.075mol）溶于950ml 去离子水中，再加入24g NaH_2PO_4（0.2mol），再用 1mol/L NaOH 溶液调节 pH 值至7.4，最后将溶液的体积加至1000ml，此溶液用于透析去除碳酸酐酶中的锌离子。

2. 0.5mol/L Tris – HCl 缓冲液（R1）　30.3g Tris 溶于450ml 去离子水中，再用 1mol/L HCl 调节 pH 值至8.0，然后用去离子水定容至500ml。

3. 去辅基碳酸酐酶（apoCA）（R2）　称取100mg 商品化小牛血 CA，溶于10ml 0.2mol/L pH7.4 的 PBS 溶液中，再将此溶液灌入透析袋中，置于4℃透析24 小时。然后移去透析液，换入去离子水再透析48 小时（其间需换3 次重蒸水）。透析好的酶即为 apoCA，用0.5% NaCl 稀释成3mg/ml，以 NaN_3 防腐。

4. 底物溶液（R3）　0.055g 醋酸对硝基酚溶于2ml 乙腈中，溶解后用去离子水定容至100ml，配制3mmol/L 醋酸对硝基酚溶液，保存于4℃备用。

5. 锌标准液

（1）锌标准贮存液（15.3mmol/L）　精确称取纯氧化锌124.5mg 置于10ml 去离子水中，加浓硝酸0.1ml，然后加去离子水至100ml。

103

（2）锌标准应用液（15.3μmol/L） 取锌标准贮存液 1.0ml，用去离子水稀释至 1000ml。

【操作步骤】

1. 样品处理 用不锈钢剪剪取枕后距发际 2～3mm 以上毛发 1cm。每份发样约 0.5g。用常规法洗涤，干燥后，取头发 0.2g 加入 0.5ml 30% H_2O_2，放置过夜，电热板烤干，置马弗炉 500℃灰化 1.5 小时。灰化后加入 2.5ml 的 0.1mol/L HCl。取出预先处理过的头发溶解液 0.1ml，加入 0.9ml 的 0.01mol/L NaOH 稀释备用。

2. 按表 13-1 操作。

表 13-1 碳酸酐酶激活法测定锌操作步骤

试剂（ml）	B 管	S 管	U 管
R1	2.0	2.0	2.0
R2	0.6	0.6	0.6
锌标准应用液	—	0.1	—
样品液	—	—	0.1
去离子水	0.1		
		37℃，5 分钟	
R3	0.6	0.6	0.6

波长 405nm，以 B 管调零，记录吸光度值 A_1，3 分钟再次记录吸光度值 A_2，分别计算出 3 分钟的吸光度变化 ΔA_S 和 ΔA_U 值。

3. 结果计算 每个碳酸酐酶（CA）结合一个锌离子，因此复活的 CA 和锌离子的摩尔数相等。样品管中 CA 活性可通过吸光度值计算，公式如下：

$$C_U = C_S \cdot \Delta A_U / \Delta A_S$$

此法也可测定血中和尿中的锌含量，检测血清样本时应加入等量 5% 三氯醋酸使血清中蛋白变性并使锌离子解离出来。尿样中加等量 3% 三氯醋酸即可。

【参考区间】 成人发锌 1.06～3.04μmol/L；成人血清锌 9.0～20.7μmol/L。

【注意事项】

1. 本法测定锌时应用的是酶促反应两点速率法测定酶的活性来间接反应物质含量，因此当底物加入反应体系后，应尽快在酶促反应线性期内读取数值。

2. 血锌、发锌、尿锌三项指标浓度之间无相关性。

3. 本法线性范围为 0～61.2μmol/L，当锌浓度超出 61.2μmol/L 时，应稀释样品再进行检测。

4. 孵育是为了使锌离子与脱辅基碳酸酐酶能有足够的作用时间，有利于无活性的碳酸酐酶充分复活，使加入底物后，酶促反应的延滞期缩短。

二、亚铁嗪显色法测定血清铁和总铁结合力

【实验目的】

掌握亚铁嗪显色法测定血清铁和总铁结合力的原理；熟悉血清铁和总铁结合力测定的临床意义；了解亚铁嗪显色法测定血清铁和总铁结合力的注意事项。

【实验背景】

铁是人体必需的微量元素。70kg 体重的人体中铁的总量约为 3270mg，占体重的 0.047‰。其中 67.58% 分布于血红蛋白，骨髓和肌红蛋白中各存在 2.59% 和 4.15%，贮存铁约占 25.37%。主要通过肾脏、粪便和汗腺排泄。血清中铁的总量很低，测定时需先使 Fe^{3+} 与运铁蛋白分离。测定方法中，原子吸收法因仪器设备复杂，费用昂贵，很少被实验室用来做血清铁的常规分析方法，目前比色法是血清铁测定的常规方法。

【实验原理】

血清中的铁与转铁蛋白结合成复合物，在酸性介质中铁从复合物中解离出来，被还原剂还原成二价铁，再与亚铁嗪直接作用生成紫红色复合物，与同样处理的铁标准液比较，即可求得血清铁含量。

总铁结合力（TIBC）是指血清中转铁蛋白与铁结合的总量，实际反映转铁蛋白的水平。将过量铁标准液加到血清中，使之与未带铁的转铁蛋白结合，多余的铁被轻质碳酸镁粉除去，然后测定血清中总铁含量，即为总铁结合力。

【实验试剂】

1. 0.4mol/L 甘氨酸/盐酸缓冲液（pH2.8）　0.4mol/L 甘氨酸溶液 58ml，0.4mol/L 盐酸溶液 42ml 和 Triton X – 100 3ml 混合后加入无水亚硫酸钠 800mg，使溶解。

2. 亚铁嗪显色剂　称取亚铁嗪[3 – (2 – 吡啶基) – 5,6 – 双(4 – 苯磺酸) – 1,2,4 – 三嗪；ferrozine] 0.6g 溶于去离子水 100ml 中。

3. 1.79mmol/L 铁标准贮存液　精确称取优级纯硫酸高铁铵［$FeNH_4(SO_4)_2 \cdot 12H_2O$］0.8635g，置于 1L 容量瓶中，加入去离子水约 50ml，逐滴加入浓硫酸 5ml，溶解后用去离子水定容至刻度，混匀。置棕色瓶中可长期保存。

4. 35.8μmmol/L 铁标准应用液　吸取铁标准贮存液 2ml 置于 1L 容量瓶中，加入去离子水约 50ml 及浓硫酸 0.5ml，再用去离子水稀释至刻度，混匀。

5. 179μmmol/L TIBC 铁标准液　准确吸取铁标准贮存液 10ml 置于 1L 容量瓶中，加入去离子水约 50ml 及浓硫酸 0.5ml，再用去离子水稀释至刻度，混匀。

6. 轻质碳酸镁粉。

【操作步骤】

1. 血清铁测定　取 3 支试管，标明空白管、标准管和测定管，按表 13 – 2 操作。

表 13 – 2　亚铁嗪比色法测定血清铁

加入物（ml）	空白管	标准管	测定管
血清	–	–	0.45
35.8μmmol/L 铁标准应用液	–	0.45	–
去离子水	0.45	–	–
甘氨酸 – 盐酸缓冲液	1.2	1.2	1.2
混匀，于波长 562nm，以空白管调零，读取测定管吸光度（血清空白）			
亚铁嗪显色剂	0.5	0.5	0.5

混匀，室温放置 15 分钟或 37℃ 10 分钟，再次读取各管吸光度。

2. 血清总铁结合力测定　在试管中加入血清 0.45ml，179μmmol/L TIBC 铁标准液 0.25ml 及去离子水 0.2ml，充分混匀后，放置室温 10 分钟，加入碳酸镁粉末 20mg，在 10

分钟内振摇数次，3000r/min 离心 10 分钟，取上清液（代替血清）与血清铁测定同样操作，具体操作见表 13-3。

表 13-3 亚铁嗪比色法测定血清总铁结合力

加入物（ml）	空白管	标准管	测定管
上清液	-	-	0.45
35.8μmmol/L 铁标准应用液	-	0.45	-
去离子水	0.45	-	-
甘氨酸-盐酸缓冲液	1.2	1.2	1.2
混匀，于波长562nm，以空白管调零，读取测定管吸光度（"血清空白"）			
亚铁嗪显色剂	0.5	0.5	0.5

混匀，室温放置 15 分钟或 37℃ 10 分钟，再次读取各管吸光度。

3. 结果计算

$$血清铁（\mu mol/L）= \frac{测定管吸光度 - （血清空白管吸光度 \times 0.97）}{标准管吸光度} \times 35.8$$

$$血清总铁结合力（\mu mol/L）= \frac{测定管吸光度 - （血清空白管吸光度 \times 0.97）}{标准管吸光度} \times 71.6$$

因两次测定吸光度时溶液体积不同，故应将血清空白吸光度乘以 0.97 校正。

【参考区间】

血清铁　成年男性：11~30μmol/L（600~1700μg/L）；成年女性：9~27μmol/L（500~1500μg/L）。

血清总铁结合力　成年男性：50~77μmol/L（2800~4300μg/L）；成年女性：9~27μmol/L（3000~4300μg/L）。

【临床意义】

1. 血清铁降低　①体内总铁不足，如营养不良、铁摄入不足或胃肠道病变、缺铁性贫血；②铁丢失增加，如泌尿道、生殖道、胃肠道的慢性长期失血；③铁的需要量增加，如妊娠及婴儿生长期，感染、尿毒症、恶液质等疾病。

2. 血清铁增高　见于血色沉着症（含铁血黄素沉着症）；溶血性贫血从红细胞释放铁增加；肝坏死贮存铁从肝脏放出；铅中毒、再生障碍性贫血、血红素合成障碍等。

3. 血清总铁结合力降低　见于遗传性转铁蛋白缺乏症，转铁蛋白合成不足；肾病、尿毒症转铁蛋白丢失；肝硬化、血色沉着症贮存铁蛋白缺乏。

4. 血清总铁结合力增高　见于各种缺铁性贫血，转铁蛋白合成增强；肝细胞坏死等贮存铁蛋白从单核吞噬系统释放入血液增加。

【注意事项】

1. 标本　溶血标本对测定有影响，因此应避免溶血。

2. 试剂　标准液呈色可稳定 24 小时，血清在 30 分钟内呈色稳定，此后颜色会慢慢增加，大约每小时吸光度增加 0.002，因此，应在 1 小时内比色完毕；血清铁还存在生理变异，表现为早高晚低；上述计算式中的 0.97 为体积校正值（0.165/0.170）。

3. 方法　所用试剂要求纯度高，含铁量极微，实验用水必须经过去离子水处理，玻璃器皿必须用 10% 盐酸浸泡 24 小时，取出后再用去离子水冲洗后方可使用，避免与铁器接触，以防止污染。

【思考题】

1. 简述酶激活法测定锌离子的原理。

2. 亚铁嗪显色法测定血清铁和总铁结合力的原理是什么？其中轻质碳酸镁粉起什么作用？

3. 简述血清铁和总铁结合力测定的临床意义。

（高　菲）

实验十四　电解质与酸碱平衡相关指标的测定

一、离子选择性电极法测定体液电解质

【实验目的】

掌握离子选择电极（ion selective electrode，ISE）法测定体液钠、钾、氯、钙离子的原理和临床意义；熟悉电解质分析仪的使用方法和日常维护，了解电解质分析仪的基本结构。

【实验背景】

Na^+、K^+是人体内的主要电解质，对体液交换、维持渗透压、酸碱平衡和细胞生理功能具有重要意义。Na^+是细胞外液中的主要阳离子，含量最高，占阳离子总量的90%以上，平均浓度为140mmol/L；K^+次之，平均浓度为4.5mmol/L。肾脏是Na^+、K^+代谢调节的主要器官，具有"保钠排钾"作用；当无钠摄入时，肾脏减少排钠甚至不排；而对钾则是"多入多出、少入少出、不入也出"。Cl^-是细胞外液中的主要阴离子，分布于血清（浆）、尿液、汗液、脑脊液。体内具有生理功能的钙是游离钙，亦称离子钙（iCa 或 Ca^{2+}）。当血浆 pH 为 7.4 时，Ca^{2+}约占总钙的 50%；在酸碱失衡、外科大手术、新生儿低钙血症时，离子钙比总钙更能有效指导临床诊断与治疗。

血清（浆）Na^+、K^+的测定方法有原子吸收分光光度法、火焰光度法、ISE 法、分光光度法和酶法。Cl^-的测定方法有硝酸汞滴定法、硫氰酸汞比色法、库仑电量分析法（推荐参考方法）、ISE 法（使用最广方法）、同位素稀释质谱法（决定性方法）和酶法。总钙的测定方法有滴定法、比色法、火焰光度法、原子吸收分光光度法，ISE 法是离子钙测定的常用方法。

【实验原理】

ISE 法是以测定电池的电位为基础的定量分析方法。电解质分析仪将 Na^+、K^+、Cl^-、Ca^{2+}、pH 等测量电极组装在一起，与参比电极（银/氯化银）相连接，置于待测的电解质溶液中，形成测量电池，见图 14-1。测量电池的电位随标本中 Na^+、K^+、Cl^-、Ca^{2+}、H^+浓度（活度）的改变而变化，电位的变化与离子浓度的对数符合能斯特（Nernst）方程。

$$E = E^{\ominus} + \frac{2.303RT}{nF}\lg a_x \times f_x$$

式中，E表示离子选择性电极在测量溶液中的电位；$E^{\ominus}$表示离子选择性电极的标准电极电位；R表示气体常数（8.314 J/K·mol）；n表示待测离子的电荷数；T表示绝对温度（$237 + t℃$）；F表示法拉第常数（96.487 C/mol）；a_x表示待测离子的浓度；f_x表示待测离子活度系数。

【试剂仪器】

1. 试剂　商品化配套试剂，包括高、低浓度溶液，去蛋白液，电极活化液。高、低浓度溶液除用 NaCl、KCl 溶液外，还要加入一定量的 CH_3COONa 或 NaH_2PO_3 和 Na_2HPO_4 溶液，

图 14 - 1　离子选择性电极检测系统

调节特定 pH 模拟血清的离子浓度。

2. 质控血清　冻干质控血清，瓶间 CV < 1%。

3. 电解质分析仪　按要求进行安装、调试和维护。

【操作步骤】

不同的电解质分析仪，操作方法不同，应严格按仪器说明书进行。一般程序为：①开启仪器，激活仪器操作软件，清洗管道。②用高、低浓度斜率液进行两点定标。③间接电位法的待测标本由仪器自动稀释后进行测定，直接电位法的待测标本直接吸入电极管道测定。④测定结果由计算机处理后打印。⑤清洗电极和管道。⑥关机或进入待机状态（可随时检测临床标本）。

结果计算

1. 血清 Na^+、K^+、Cl^-、Ca^{2+} 浓度由仪器自动完成。

2. 24h 尿液 Na^+、K^+、Cl^-、Ca^{2+} 排泄量计算公式

钠/钾/氯/钙（mmoL）= 测定结果（mmol/L）×稀释倍数×24h 尿量（L）

【参考区间】

1. Na^+　血清 136 ~ 145mmol/L，尿液 130 ~ 260mmol/24h。

2. K^+　血清 3.5 ~ 5.5mmol/L，尿液 25 ~ 100mmol/24h。

3. Cl^-　血清 96 ~ 108mmol/L，脑脊液 120 ~ 132mmol/L；尿液 170 ~ 250mmol/24h，汗液 0 ~ 35mmol/L。

4. Ca^{2+}　成人血清 1.12 ~ 1.34mmol/L，儿童比成人高约 0.05mmol/L。

【注意事项】

1. 标本

（1）血液　①血液凝固时血小板破裂可释放少量 K^+，因此血浆或全血标本 K^+ 浓度比血清低 0.2 ~ 0.5mmol/L，报告时必须注明标本类型。②红细胞内 K^+ 浓度远远高于血清，轻微溶血（500mg Hb/L）可引起 K^+ 浓度升高 3%，因此测定血清 K^+ 的标本不能溶血。③标本应室温保存，避免冷冻，否则 Na^+，K^+ - ATP 酶不能维持内外平衡，而造成细胞内 K^+ 外流，导致 K^+ 测定结果假性增高。白细胞升高的标本，即使在室温放置也会引起血 K^+ 降低。④脂血标本应高速离心分离后用 ISE 方法检测。⑤取血后应迅速分离和测定，不要

超过 1 小时，否则标本 pH 值发生变化，而且血中 HCO_3^- 与红细胞内 Cl^- 发生转移导致结果假性增高。⑥钙离子测定最好采用血清，也可用肝素抗凝的全血，但每毫升血液中肝素浓度应小于 50U，不能使用草酸盐、枸橼酸盐、EDTA 等做抗凝剂。

（2）尿液　应先离心去除尿液中细胞、晶体等，再取 1 份尿液上清液加 9 份稀释液混匀后测定。

2. 电解质分析仪　①一般 24 小时开机。②钾电极是对 K^+ 具有选择性响应的缬氨霉素液膜电极，寿命有限，注意定期更换。③钠电极多采用硅酸铝玻璃电极膜制成，使用期相对较长。④每天工作结束后，必须清洗电极和管道，以防蛋白质沉积，定期用含蛋白水解酶的去蛋白液浸泡管道，并按厂家规定程序对仪器进行维护保养。⑤检测时避免标本有气泡，造成结果不稳定或出现误差，若出现气泡则应重复测一次。⑥仪器安装平稳，避免震动、阳光直射和潮湿。

3. 测定方法　ISE 法分为直接法和间接法，现多采用直接法。直接电位法是指标本或校准液不经稀释直接进行电位分析，因为 ISE 只对水相中的解离离子选择性地产生电位，故不受高蛋白血症和高脂血症等影响。间接电位法，采用指定离子强度和指定 pH 值的稀释液对标本和校准液作比例稀释，再进行测量，检测结果受标本中脂类和蛋白质的影响。严重的高血脂和高蛋白血症的血清标本，用间接电位法测定会得到假性低钠、低钾结果。

【临床意义】

1. 血清钠

（1）增高　常见于：①肾上腺皮质功能亢进（如 Cushing 综合征、原发性醛固酮增多症）。②严重脱水。③中枢性尿崩症。④心力衰竭、肝硬化时钠潴留。

（2）降低　常见于：①稀释性低钠血症。肾病综合征的低蛋白血症、肝硬化腹水、右心衰竭时有效血容量下降等引起抗利尿激素增多，血钠被稀释。②消耗性低钠血症。胃肠道失钠，如呕吐、腹泻、幽门梗阻、胃肠道、胆道、胰腺术后造瘘及引流等。③尿钠排出增多（严重肾盂肾炎、肾小管严重损害、肾上腺皮质功能不全、糖尿病及服用利尿剂等）。④大量排汗时皮肤失钠，大面积烧伤、创伤时体液及钠从伤口大量丢失。

2. 血清钾

（1）增高　常见于肾上腺皮质功能减退、急性或慢性肾功能衰竭、组织挤压伤、休克、重度溶血及口服或注射含钾液过多等。

（2）降低　常见于严重呕吐、腹泻、肾上腺皮质功能亢进、服用利尿剂及胰岛素等；家族性周期性麻痹在发作时血清钾降低，可低至 2.5mmol/L 左右，但在发作间歇期血清钾可以正常；大剂量注射青霉素钠盐时肾小管会大量失钾。

3. 氯离子

（1）血清　①增高：常见于高钠血症、失水大于失盐、氯化物相对浓度增高；高氯血症代谢性酸中毒；注射生理盐水过量等。②降低：常见于氯化钠的异常丢失或摄入减少，如严重呕吐、腹泻使胃液、胰液或胆汁大量丢失，长期限制氯化钠的摄入；艾迪生病；抗利尿激素分泌过多的稀释性低钠、低氯血症。

（2）脑脊液　脑脊液为细胞外液的一部分，低钠血症均伴有脑脊液低氯症。重症结核性脑膜炎时，氯化物浓度明显降低；化脓性脑膜炎时偶见降低；普通型脊髓灰质炎与病毒性脑炎时基本正常。重型中枢神经系统感染时，抗利尿激素分泌增多，因水潴留而发生稀释性低钠、低氯血症，脑脊液氯化物也相应减低。

【思考题】

1. 为什么溶血标本不适合测定钾离子浓度？
2. 脑脊液氯离子浓度降低可见于哪些疾病？

二、血液 pH 和气体分析

【实验目的】

掌握血气分析（analysis of blood gas）的原理、标本要求和临床意义；熟悉血气分析仪的使用方法和日常维护；了解血气分析仪的基本结构。

【实验背景】

血气分析是指通过血气分析仪直接测定血液的酸碱度（pH）、氧分压（PO_2）、二氧化碳分压（PCO_2）三项指标，再利用公式计算出其他指标，从而对酸碱平衡及呼吸功能进行评价。检测结果对临床急、重症患者的监护和抢救尤为重要，特别是呼吸系统疾病。

【实验原理】

血气分析仪由电极测量室（标本室）、液气管路系统和电路系统等部分组成。电极测量室的毛细管管壁装有 pH、PCO_2 和 PO_2 三支测量电极和一支 pH 参比电极，见图 14-2。

图 14-2　血气分析仪示意图

1. pH 电极　由玻璃电极（指示电极）、饱和甘汞电极或 Ag/AgCl 电极（参比电极）和电极间的液体组成。利用电位法测定标本的 pH 值，实际是测定标本的氢离子浓度。电位高低与氢离子浓度的负对数成正比，结果表示为 pH 值。

2. PCO_2 电极　它是一种气敏电极，由 pH 玻璃电极、饱和甘汞电极和装有电极液（外缓冲液）的电机套组成的复合电极。电极头部带有 CO_2 透气膜（聚四氟乙烯膜或硅胶膜），可选择性地通过 CO_2 分子，而带电荷的 H^+ 和 HCO_3^- 则不能通过。血液中 CO_2 分子透过膜扩散到电极液改变 pH 值而被测定，结果表示为 PCO_2。

3. PO_2 电极　由铂负极、Ag/AgCl 正极及盛有 PO_2 电极缓冲液（含 KCl 的磷酸盐缓冲液）的有机玻璃套组成。玻璃套的顶端覆盖能选择性通过 O_2 分子的聚丙烯膜。在铂丝负极外加 -0.65V 极化的直流电压，标本中的 O_2 透过膜扩散到铂负极表面时被还原，产生的电流与 PO_2 成正比。

在计算机控制下，待测血标本进入电极测量室的毛细管，管路系统停止抽吸。在电测量室中，四个电极同时感应测量样本，产生 pH、PCO_2 和 PO_2 三项参数的电极电信号，这些电信号分别经放大、模拟数字转换后传输至计算机处理系统，最后显示或打印输出检测结果。

【试剂器材】

1. 试剂 商品化配套试剂，包括：①定标缓冲液，pH 为 7.383 的缓冲液 I 和 pH 为 6.840 的缓冲液 II。②标准气体，由两个压缩气瓶提供定标气，一个含有 5% CO_2 和 20% O_2，另一个含 10% CO_2、不含 O_2。③清洗液：包括冲洗液、清洁液、去蛋白液。

2. 血气分析仪 按要求进行安装、调试和维护。

【操作步骤】

自动化血气分析仪可定时自动定标，一般处于 24 小时开机，临床标本可随时上机分析。不同类型的仪器有不同的特点和性能，必须严格按操作规程进行。①激活仪器操作软件。②混匀标本，打开进样器，选择自动或手动进样，注意血液必须无凝块，否则会堵塞管道。③血标本进入电极测量室的毛细管后，四个电极同时感应测量，产生 pH、PCO_2 及 PO_2 三项参数的电极信号。④输入患者和操作者的相关资料以及其他相关检测指标结果；⑤仪器自动计算并打印出结果报告。

【参考区间】

1. pH 动脉血 pH 7.35 ~ 7.45，静脉血 pH 7.32 ~ 7.42。

2. 动脉血氧分压 10.0 ~ 13.3 kPa（75 ~ 100mmHg）。

3. 动脉血二氧化碳分压 4.67 ~ 6.00 kPa（35 ~ 45mmHg）。

【注意事项】

1. 标本

（1）动脉血采集 用 2ml 消毒注射器，按无菌要求抽取 0.2ml 肝素溶液（1000U/ml，用生理盐水配制），来回抽动，使针管内完全湿润后排出多余肝素溶液，注射器内死腔残留的肝素溶液（0.1ml）即可抗凝 2.0ml 血液。皮肤消毒后，取股动脉、肱动脉或桡动脉血 2ml，避免气泡。取血后用小橡皮封闭针头以隔绝空气，并用双手来回搓动注射器，立即送检。

隔绝空气尤其重要，因空气中的 PO_2 高于动脉血，PCO_2 低于动脉血，气体可从高分压向低分压弥散。血标本若接触空气，可使血液 PO_2、PCO_2 发生变化，导致检测结果失真。

血抽取后立即送检，因离体后的血细胞新陈代谢可使 pH 及 PO_2 下降、PCO_2 上升。如果血标本采集后 30 分钟内不能检测，须存放于 0 ~ 4℃，但不得超过 2 小时。

（2）毛细血管采血 毛细玻璃管长 120 mm，容量为 100 ~ 140μl。毛细玻璃管应先洗净，再灌肝素溶液（50U/ml），在 60 ~ 70℃ 干燥后即可用。针刺深度以血液自然流出为宜，收集时切忌气泡进入毛细玻璃管。血液装满后，从玻璃管的一端放入一小铁针，然后以塑料或橡皮泥封闭两端，用磁铁在玻璃管外来回移动，使血液与肝素混匀。在局部循环不好、局部水肿及休克等情况下，所取血液不能代表动脉血。采血部位常为耳垂或手指，婴儿可为足跟、大趾或头皮，先用毛巾热敷或轻轻按摩，使毛细血管血充分动脉化。

（3）患者准备 若病情许可，最好在停止给氧 30 分钟后采血。患者体温、吸入氧浓度等数据应正确输入，否则对测定结果有影响。

2. 混匀标本 测定前血标本必须充分混匀，尤其是采用全自动血气分析仪测定血红蛋白，血红蛋白的测定误差，会影响剩余碱、氧饱和度、氧含量等结果的准确性。

3. 血气分析仪

（1）缓冲液 保养时需经常更换参比电极内缓冲液（4mol/L KCl）。

（2）pH 电极 因玻璃电极不可随便拆换，如果血液中的蛋白质污染电极而出现反应异常，可用 1g/ L 胃蛋白酶盐酸溶液浸泡 30 分钟，再用 pH 7.383 缓冲液冲洗；若经酶处理仍无改善，可检查参比电极，更换 KCl 溶液和参比电极膜。

（3）PCO_2 电极 PCO_2 电极技术性能基本同 pH 电极，但 PCO_2 电极需装尼龙网、渗透膜以及注入外缓冲液。渗透膜应平整，无皱纹、裂缝和针眼并保持清洁。渗透膜、尼龙网与敏感玻璃膜紧贴，不能夹有空气，如有气泡可致反应速度变慢，显示不稳定，引起测定误差。

（4）PO_2 电极 PO_2 电极用久后，负极端的磨砂玻璃上沉积的 Ag 或 AgCl，使电极灵敏度下降，此时应在细砂纸上滴数滴 PO_2 电极外缓冲液，擦掉沉积即可。

（5）参比电极 pH 测量系统的故障多为参比电极所致，参比电极的安装和更换极其重要。饱和 KCl 溶液易产生结晶，参比电极膜及电极套需定期更换，否则影响 pH 测定结果。

（6）仪器 最好处于 24 小时开机状态。如不能 24 小时开机，开机后应待仪器预热到 37℃ 1～2 小时后再检测，否则会出现明显的漂移现象。

（7）电极保养 电极需定期使用随机清洁剂清洗，并更换电极缓冲液。

4. 质量控制 定期定时做好仪器质量控制。

【临床意义】

1. 酸碱度（pH） 正常情况下血液 pH 维持在 7.35～7.45 之间，pH >7.45 为碱血症，pH <7.35 为酸血症，但 pH 值正常却不能排除酸碱平衡紊乱，而且 pH 值不能单独用于鉴别代谢性和呼吸性酸碱平衡紊乱。

2. 动脉血氧分压（PaO_2） 动脉血中物理溶解的 O_2 所产生的张力。PaO_2 与血液中氧溶解量成正比，是缺氧的敏感指标。增高：常见于 O_2 治疗过度，升高幅度与所用 O_2 的浓度有关。降低：肺通气和换气功能障碍可导致 PaO_2 下降。PaO_2 降低使脑血流量增加、脑血管扩张，代偿性减轻脑组织缺氧；PaO_2 <4.00 kPa（30mmHg）时有生命危险，PaO_2 <7.31 kPa（55mmHg）时存在呼吸衰竭。

3. 动脉血二氧化碳分压（$PaCO_2$） 以物理形式溶解在动脉血中的 CO_2 产生的张力称为 $PaCO_2$，是评价血气和酸碱平衡紊乱的指标。$PaCO_2$ 的平均值为 5.32 kPa（40mmHg）。增高：常见于肺泡通气量降低，$PaCO_2$ >6.65 kPa（50mmHg）时，为高碳酸血症，提示存在原发性或继发性肺通气不足、CO_2 潴留，可发生呼吸性酸中毒；在代谢性碱中毒时，$PaCO_2$ 升高提示存在代偿。降低：常见于肺泡通气量升高，$PaCO_2$ <4.65 kPa（35mmHg）时，为低碳酸血症，提示肺通气过度，存在呼吸性碱中毒；在代谢性酸中毒时，$PaCO_2$ 下降提示存在代偿；必要时可检测血浆乳酸和 β-羟丁酸。

【思考题】

1. 动脉血二氧化碳分压（$PaCO_2$）检测的临床意义有哪些？

2. 为什么 pH 值不能单独用于鉴别代谢性和呼吸性酸碱平衡紊乱？

（刘松梅）

实验十五　血清钙磷镁的测定

一、邻甲酚酞络合酮法测定血清总钙

【实验目的】

掌握邻甲酚肽络合铜比色法测定血清总钙的原理；熟悉邻甲酚肽络合铜比色法测定血清总钙的操作方法、注意事项；了解邻甲酚肽络合铜比色法测定血清钙方法学评价。

【实验背景】

正常人体内平均钙含量约 $1 \sim 1.25$ kg，其中骨组织分布约占99%，其余分布于体液及其他组织中。测定血钙的方法很多，分为总钙测定和离子钙测定。总钙测定法包括核素稀释质谱法、原子吸收光谱法（AAS）、分光光度法和络合滴定法等。AAS 是常用的血浆总钙含量测定的参考方法，但费用昂贵，不适于常规分析；分光光度法中以邻甲酚酞络合铜法（o - cresolphthaleincomplexone，OCPC）和甲基麝香草酚蓝比色法（MTB）最为常用。

【实验原理】

邻甲酚酞络合酮（OCPC）是一种金属络合指示剂，也是酸碱指示剂。在强碱溶液（pH 11.0）中，钙与 OCPC 作用生成紫红色络合物，在 575nm 处有特征吸收，用 8 - 羟基喹啉掩蔽镁离子的干扰，与同样处理的钙标准液比较即可测出血清总钙的含量。

【实验试剂】

1. OCPC 显色剂　称取 8 - 羟基喹啉 0.5 g，置烧杯中，加浓盐酸 5ml，使其溶解并转入 500ml 容量瓶中，再加入邻甲酚酞络合酮 25mg，待完全溶解后，加 Triton - 100 1ml，混匀，然后加入去离子水至刻度，置聚乙烯塑料瓶内保存。

2. 1mol/L AMP 碱性缓冲液　称取 2 - 氨基 - 2 - 甲基 - 1 - 丙醇（2 - amino - 2 - methyl - 1 - propanol，AMP）89.14 g，置 1 L 容量瓶中，加去离子水 500ml 溶解，待完全溶解后加水至刻度，置聚乙烯塑料瓶中室温保存。

3. 显色应用液　应用时等量混合上述两液。

4. 钙标准液（2.5mmol/L）　精确称取经 110℃ 干燥 12 小时的碳酸钙 250mg，置 1 L 容量瓶中，加稀盐酸（1 份浓盐酸加 9 份去离子水）7ml 溶解后，加去离子水约 900ml，然后用 500g/L 醋酸铵溶液调 pH 至 7.0，最后加去离子水至刻度，混匀。

【操作步骤】

1. 按表 15 -1 步骤操作。

表 15 -1　邻甲酚酞络合酮法测定血清总钙

加入物（ml）	空白管	标准管	测定管
血清	-	-	0.05
钙标准液	-	0.05	-
去离子水	0.05	-	-
显色应用液	4.00	4.00	4.00

扫码"学一学"

混匀，室温放置 10 分钟，575nm 比色，空白管调零，读取各管吸光度。

2. 结果计算

$$血清钙（mmol/L）= \frac{测定管吸光度}{标准管吸光度} \times 2.5$$

【参考区间】

成年人：2.03 ~ 2.54mmol/L；儿童：2.25 ~ 2.67mmol/L。

【临床意义】

1. 血清钙增高　常见于甲状旁腺功能亢进、维生素 D 过多症、多发性骨髓瘤、肿瘤的广泛转移、艾迪生（Addison）病、结节病等。

2. 血清钙降低　可引起神经肌肉应激性增强而使手足搐搦。主要见于甲状旁腺功能减退、佝偻病与软骨病、吸收不良性低血钙、慢性肾炎尿毒症等。

【注意事项】

1. 标本　最好用血清或肝素抗凝的血浆，不能用钙螯合剂（如 EDTA - 2Na）及草酸盐抗凝的标本。

2. 试剂配制　试剂用高质量的去离子水配制，并用塑料瓶盛装。OCPC 在酸性及中性溶液中无色，在碱性溶液中显紫色，其颜色受 pH 值影响明显，故测定时应维持 pH 值恒定。在 pH10.5 ~ 12.0 时，反应敏感性最好，所以常选用 pH11.0 的缓冲液。

3. OCPC 试剂灵敏度高，所用器皿应避免钙的污染，测定时最好用一次性使用的塑料管。如果条件不允许而用玻璃器皿时，一定要经稀盐酸泡洗，再用去离子水洗净后方可使用。镁离子也可与 OCPC 反应生成紫红色络合物，加入的 8 - 羟基喹啉可以络合镁离子，以防止镁离子对测定结果的干扰。

【思考题】

1. 简述邻甲酚酞络合酮法测定血清总钙的原理。

2. 简述血清总钙测定的临床意义。

3. 为什么要用去离子水配制试剂？

二、紫外分光光度法测定血清磷

【实验目的】

掌握紫外分光光度法测定血清磷的原理；熟悉血清磷测定的临床意义及紫外分光光度法测定血清磷的方法学评价；了解紫外分光光度法测定血清磷的注意事项。

【实验背景】

血清磷测定即测定血清中无机磷的含量，包括 $H_2PO_4^-$ 和 HPO_4^{2-}，这两种阴离子在不同 pH 值环境中可以快速相互转换，因此不能确切地说出无机磷酸盐的分子量。目前实验室主要应用磷钼酸还原法、磷钼酸紫外法和酶法三类方法。其中以米吐尔（4 - 甲氨基苯酚硫酸盐）和硫酸亚铁作还原剂的测定法是国家卫健委临床检验中心的推荐方法，磷钼酸紫外法是目前临床实验室采用较多的方法。

【实验原理】

在酸性条件下，标本中的血清磷与钼酸铵作用生成磷钼酸盐复合物。这种复合物在 340nm 波长处有吸光度，吸光度的变化与血清磷的浓度成正比，与同样处理的标准品比较，可求得标本中血清磷的含量。

【实验试剂】

1. 0.15mmol/L 钼酸铵溶液　称取 111.2mg 钼酸铵、50mg NaN_3 至小烧杯中，加 50ml 去离子水溶解并转入 100ml 容量瓶中，加 Triton X – 100 0.2ml，加去离子水至刻度。

2. 2%硫酸　用移液管准确吸取浓硫酸 2ml 加至 98ml 去离子水中，混匀即可。

3. 应用液　使用前，根据当日测定的标本数量，取适量的上述"1 液"和"2 液"进行等量混合。

4. 磷标准贮存液（3.22mmol/L）　称取无水磷酸二氢钾 4.39 g，用去离子水溶解后移入 1 L 容量瓶中，并定容至刻度，再加入三氯甲烷 2ml 防腐；置 4℃冰箱贮存。

5. 磷标准应用液（1.29mmol/L）　取磷标准贮存液 4ml，加入 100ml 容量瓶中。以去离子水稀释至刻度，再加入三氯甲烷 1ml 防腐，置 4℃冰箱中保存。

【操作步骤】

1. 按表 15 – 2 操作。

表 15 – 2　紫外分光光度法测定血清磷

加入物（ml）	空白管	标准管	测定管
血清	–	–	0.1
磷标准液	–	0.1	–
去离子水	0.1	–	–
应用液	3.0	3.0	3.0

混匀，室温放置 5 分钟，用分光光度计，在波长 340nm，以空白管调零，读取各管吸光度值。

2. 结果计算

$$血清磷（mmol/L）= \frac{测定管吸光度}{标准管吸光度} \times 1.29$$

【参考区间】

成年人：0.96 ~ 1.62mmol/L；儿童：1.45 ~ 2.10mmol/L。

【临床意义】

1. 血清无机磷升高　常见于甲状旁腺功能减退、慢性肾功能不全、维生素 D 中毒、多发性骨髓瘤、淋巴瘤、白血病及骨折愈合期等。

2. 血清无机磷降低　可因小肠磷吸收减低、肾排磷增加、磷向细胞内转移等原因引起。临床见于原发性或继发性甲状旁腺功能亢进、维生素 D 缺乏、肾小管病变等。

【注意事项】

1. 检测波长要求　凡带有紫外波长 325nm 或 340nm 的分光光度计均可应用。340nm 测得的吸光度是 325nm（吸收峰在 325nm）的 82%。

2. 本反应在 5 ~ 120 分钟内显色稳定。3 小时后，标准管吸光度无改变，而测定管吸光度随时间的延长而上升，这可能与血清中含有极微量的还原性物质有关。

3. 干扰因素　黄疸和脂血标本应做标本空白，溶血标本会使结果偏高，不宜采用。

【思考题】

1. 紫外分光光度法测定血清磷的原理是什么？

2. 简述血清总磷测定的临床意义。

三、甲基麝香草酚蓝法测定血清镁

【实验目的】

掌握甲基麝香草酚蓝比色法测定血清镁的原理和方法；熟悉甲基麝香草酚蓝比色法测定血清镁的方法学评价；了解甲基麝香草酚蓝比色法测定血清镁的临床意义。

【实验背景】

镁是人体内含量占第四位的金属元素，全身含镁量约 25 g 左右，其中约 50% 以磷酸盐、碳酸盐及氟化物的形式存在于骨骼中，45% 在细胞内液，细胞外液仅占 5%，其中血清镁仅占总体镁的 1%。镁测定的参考方法是原子吸收分光光度法，国内多数实验室仍采用金属显色染料直接显色和比色分析，其中甲基麝香草酚蓝（methylthymol blue，MTB）和钙镁试剂广泛应用于镁的自动化分析或手工操作。

【实验原理】

甲基麝香草酚蓝是一种酸碱指示剂和金属络合剂，在碱性溶液中能与镁络合生成蓝紫色的复合物，颜色的深浅与镁的浓度成正比，与同样处理的标准液比较，即可求得镁的含量。由于甲基麝香草酚蓝还可与钙络合，故需要加入特殊的钙螯合剂 EGTA〔乙二醇 – 双 – （β – 氨基乙醚）N,N,N',N' – 四乙酸(ethylene glycol – bisβ – aminoethylether – N,N,N',N' – tetra acetic acid)〕以消除钙的干扰。

【实验试剂】

1. 碱性缓冲液　称取无水亚硫酸钠 2g，叠氮钠 100mg，甘氨酸 750mg 和 EGTA 90mg 置于小烧杯中，加 1mol/L 氢氧化钠溶液 23ml，使其溶解后，转入 100ml 容量瓶中，加去离子水至刻度。

2. 显色剂　精密称取 MTB（AR）20mg 和聚乙烯吡咯烷酮（PVP）0.6g 置于烧杯中，加 1mol/L 盐酸溶液 10ml，使其溶解后转入 100ml 容量瓶中，加去离子水至刻度，混匀，置棕色瓶中保存。

3. 显色应用液　临用前将上述 1 液和 2 液等量混合即可。

4. 1mmol/L 镁标准液　精密称取硫酸镁（$MgSO_4 \cdot 7H_2O$）246.48mg 置于 1L 容量瓶中，加去离子水约 50ml 溶解。再精密称取经 110℃ 干燥 12 小时的碳酸钙 250mg 置于小烧杯中，加去离子水 40ml 及 1mol/L 盐酸 6ml，加温至 60℃，使其溶解，冷却后转入上述容量瓶中，再加入叠氮钠 1 g，然后用去离子水加至刻度，混匀。贮存于塑料瓶中可长期保存。此溶液含镁 1mmol/L，钙 2.5mmol/L。

【操作步骤】

1. 按表 15 – 3 操作。

表 15 – 3　甲基麝香草酚蓝法测定血清镁

加入物（ml）	空白管	标准管	测定管
血清	–	–	0.05
镁标准液	–	0.05	–
去离子水	0.05	–	–
显色剂	3.0	3.0	3.0

混匀，室温放置 5 分钟，600nm，以空白管调零，读取各管吸光度值。

2. 结果计算　血清镁（mmol/L）= $\dfrac{\text{测定管吸光度}}{\text{标准管吸光度}} \times 1$

【参考区间】

成年人：0.67 ~ 1.04mmol/L。

【临床意义】

1. 血镁增高　可出现镁中毒症状，如深部腱反射消失、肌肉瘫痪、心动过缓、房室传导阻滞等，常见于：①肾功能不全，特别是少尿、无尿期；②镁剂治疗过量；③甲状腺功能低下、艾迪生病、多发性骨髓瘤、严重脱水等。

2. 血镁降低　较为常见，且常伴有电解质紊乱。常见于：①镁摄入不足、尿排镁量过多；②甲状旁腺功能亢进、醛固酮增多症、糖尿病酸中毒等。

【注意事项】

1. 标本要求　因红细胞内含镁量为血浆的 3 倍，故标本应避免溶血；不能采用枸橼酸盐、草酸盐、EDTA－2Na 等能与镁结合的抗凝剂的血浆。

2. 试剂　EGTA 是一种金属络合剂，在碱性条件下对钙的络合能力明显高于镁，镁标准液中含有 2.5mmol/L 钙离子可以防止 EGTA 对镁离子的络合，但过高浓度却可络合镁，故 EGTA 称量必须准确。

3. 器材要求　需防止镁的污染，试管应经稀盐酸处理及去离子水清洗、干燥。

【思考题】

1. 甲基麝香草酚蓝法测定血清镁的原理是什么？其中 EGTA 起什么作用？

2. 简述血清镁测定的临床意义。

（顾锡娟）

实验十六　血清胆汁酸和胆红素的测定

一、酶循环法测定血清总胆汁酸

【实验目的】

掌握酶循环法测定血清总胆汁酸的反应原理；了解该项目测定的影响因素和临床意义。

【实验背景】

总胆汁酸（total bile acid，TBA）是胆固醇在肝脏降解的主要代谢产物，是胆汁的重要组成成分。肝细胞和胆道与胆汁酸的摄取、合成、转化、分泌和排泄都密切相关，血清TBA是反映肝实质慢性损伤和胆汁淤积的一个灵敏指标。血清TBA测定方法有高效液相色谱法、气相色谱－质谱法、液相色谱－串联质谱法、放射免疫法和酶法等。由于色谱法、放射免疫法、酶荧光法都需要特殊的仪器设备，检测的效率较低，不适合于临床应用。酶法又可分为酶荧光法、酶比色法和酶循环法。其中酶比色法可用自动生化分析仪检测，也可进行手工分析；而酶循环法因灵敏度高、特异性好，适合于自动生化分析仪检测，现已在临床得到广泛应用，已成为临床实验室常规使用的方法。

【实验原理】

标本中胆汁酸被3α－羟类固醇脱氢酶（3α－HSD）及β－硫代烟酰胺腺嘌呤二核苷酸氧化型（Thio－NAD$^+$）特异性氧化，生成3－酮类固醇及β－硫代烟酰胺腺嘌呤二核苷酸还原型（Thio－NADH）。而生成的3－酮类固醇在3α－HSD及试剂中添加的NADH作用下，又生成胆汁酸及NAD$^+$。这样，标本中微量的胆汁酸在多次酶循环过程中被放大，Thio－NADH也同比扩增；在一定的反应时间内，酶循环产生的Thio－NADH与血清中胆汁酸浓度呈正比。在405nm处测定Thio－NADH吸光度变化值，与校准物进行比较即可计算出胆汁酸含量。反应式如下。

【试剂仪器】

1. 试剂准备　采用液体酶双试剂，试剂的组成成分与浓度见表16－1。

表16－1　酶循环法测定胆汁酸的试剂组成

	试剂组成	浓度
试剂1	pH7.0 Good's 缓冲液	200mmol/L
	β－硫代烟酰胺腺嘌呤二核苷酸氧化型（Thio－NAD$^+$）	2.0mmol/L

试剂组成		浓度
试剂2	pH7.0 Good's 缓冲液	200mmol/L
	3α-羟类固醇脱氢酶（3α-HSD）	15kU/L
	β-烟酰胺腺嘌呤二核苷酸还原型（NADH）	3.0mmol/L
	叠氮钠	0.6mmol/L

2. 校准品　12.19mg 甘氨胆酸溶于 500ml（经透析的）混合血清中，配成 50μmol/L 胆汁酸校准物；也可用定值的参考血清作校准物。

3. 仪器　具有恒温装置的分光光度计或普通分光光度计、水浴箱。

【操作步骤】

1. 标本准备　新鲜空腹血清或血浆（肝素或 EDTA 抗凝）标本。静脉血迅速分离血清血浆以减少溶血。血清（浆）室温（20~25℃）放置可稳定 8 小时，在 2~8℃可稳定 1 周，-20℃冷冻可稳定 3 个月，避免反复冻融。融化标本测定时，应将标本恢复至室内温度后再行测定。

2. 取试管 3 支，分别标明测定管、标准管和空白管，然后按表 16-2 操作。

表 16-2　酶循环法测定胆汁酸

加入物（ml）	测定管（T）	标准管（S）	空白管（B）
试剂1	0.75	0.75	0.75
校准物或定值血清	—	0.02	—
血清	0.02	—	—
蒸馏水	—	—	0.02
充分混匀，在 37℃保温 5 分钟			
试剂2	0.25	0.25	0.25

混匀后 37℃保温 1 分钟，以空白管调零，在 405nm 波长处读取各管初始吸光度 A_1，再 37℃水浴 4 分钟后读取吸光度 A_2。

3. 结果计算

（1）吸光度变化　$\Delta A = A_2 - A_1$

（2）标本浓度　TBA（μmol/L）$= \dfrac{\Delta A_T}{\Delta A_S} \times$ 校准品浓度

【参考区间】

成人空腹血清：0~10μmol/L。建议实验室建立自己的参考区间。

【临床意义】

1. 急性肝炎　血清 TBA 显著增高，可达正常人水平的 10~100 倍。若持续不降或反而升高则肝炎有发展为慢性的可能。

2. 慢性肝炎　血清 TBA 超过 20μmol/L，可考虑慢性活动性肝炎；TBA 测定对慢性肝炎的鉴别以及疗效监测和预后判断有重要意义。

3. 肝硬化　不同阶段 TBA 均增高，增高幅度一般高于慢性活动性肝炎。当肝病活动降至最低时，胆红素、转氨酶及碱性磷酸酶等指标可转为正常，但血清 TBA 仍维持在较高水平上。

4. 乙醇性肝病　血清 TBA 可增高，增高程度与病情轻重有一定相关性；对肝细胞损伤诊断的可信度和灵敏度优于各种酶学检查和半乳糖耐量试验等指标。

5. 中毒性肝病　血清 TBA 的诊断灵敏度优于常规肝功能试验；对临床治疗药物所致的急性肝损伤也有辅助诊断意义。

6. TBA 测定诊断胆汁淤积有较高灵敏度和特异性　在胆管阻塞的初期，血清中的 TBA 显著增高，且在阻塞的不同阶段几乎保持不变。肝外阻塞经引流缓解后，血清 TBA 水平迅速下降，而其他指标则缓慢恢复正常。

在所有肝病中，餐后血清 TBA 水平及异常率均比空腹时高，故对肝病的诊断餐后 TBA 测定比空腹时测定更灵敏。连续监测餐后 TBA 水平可以观察急性肝炎是否存在慢性化转变、是否存在肝纤维化过程。TBA 测定对黄疸鉴别诊断意义不大，但 Gilbert 病时间接胆红素升高，胆汁酸不升高。

【注意事项】

1. 标本干扰　①标本中胆红素 <850μmol/L，血红蛋白 <5g/L，维生素 C <2.84mmol/L，乳酸 <24mmol/L，乳酸脱氢酶 <1000U/L 时，偏差均 < ±5%。②绝大多数医疗机构测定的是空腹血清中胆汁酸，但 TBA 浓度在餐后会升高，应注意采血时间。

2. 试剂配方　要求脱氢酶对 Thio－NAD⁺ 和 NADH 都应有高亲和力；反应体系的 pH 值和缓冲液应允许正反应（底物氧化）和逆反应（底物还原）都能进行；并且 Thio－NAD⁺ 和 NADH 浓度比例合适，数量足够。这样，经过快速循环（约 100 次/分），在有限的反应时间内，通过胆汁酸的重复反应来增加 Thio－NADH 的生成量，提高反应灵敏度，保证适当的线性范围。多数商品化试剂盒的线性范围上限低于 180μmol/L。

3. 试剂空白　吸光度应不大于 0.5（37℃，蒸馏水为空白，405nm 波长，1cm 光径）。如果试剂混浊，或在 405nm 波长下以蒸馏水为空白，试剂吸光度大于 0.7 时，请勿使用。试剂应密闭避光保存。

4. 交叉污染　脂肪酶、胆固醇和三酰甘油等测定试剂中含有胆酸盐，自动生化分析仪检测时如清洗不彻底可引起交叉污染，注意这些项目与 TBA 测定的顺序编排，必要时设定试剂针、标本针和反应杯的附加清洗程序。

5. 叠氮钠　缓冲液中含有叠氮钠，应避免与皮肤及黏膜接触。如与皮肤接触，应用大量清水冲洗；如溅入眼睛，应立即用清水彻底冲洗，必要时到医院寻求医疗护理。叠氮钠可与铅或铜制管件反应，生成潜在的叠氮爆炸物，处理试剂时应用大量清水阻止叠氮化物的形成。

二、改良 J－G 法测定血清总胆红素与结合胆红素

【实验目的】

掌握改良 J－G 法测定血清总胆红素与结合胆红素的基本原理和操作过程；熟悉应用此法在检测血清总胆红素与结合胆红素的反应过程的区别；了解自动化检测血清总胆红素与结合胆红素方法的原理和操作步骤。

【实验背景】

血清总胆红素（TB）由未结合胆红素（Bu）、结合胆红素（Bc）组成。临床检测目前最常用的方法为改良 J－G 法、钒酸盐氧化法，NCCLS 推荐的参考方法为 HPLC 法。

【实验原理】

血清中 Bc 可直接与重氮试剂反应，生成红色的偶氮胆红素；而 Bu 须在加速剂咖啡因 – 苯甲酸钠 – 醋酸钠作用下，破坏其分子内氢键后，才能与重氮试剂反应生成红色偶氮胆红素。本法重氮反应在 pH6.5，最后加入碱性酒石酸钠使红色偶氮胆红素（吸收峰530nm）转变成蓝绿色偶氮胆红素，在 600nm 波长比色。

【实验试剂】

1. 咖啡因 – 苯甲酸钠试剂 称取无水醋酸钠 41.0g，苯甲酸钠 38.08，乙二胺四乙酸二钠（EDTA – Na_2）0.5g，溶于约 500ml 去离子水中，再加入咖啡因 25.0g，搅拌使溶解（加入咖啡因后不能加热溶解），用去离子水补足至 1L，混匀。滤纸过滤，置棕色瓶，室温保存。

2. 碱性酒石酸钠溶液 称取氢氧化钠 75.5g，酒石酸钠（$Na_2C_4H_4O_6 \cdot 2H_2O$）263.0g，用去离子水溶解并补足至 1L，混匀。置塑料瓶中，室温保存。

3. 72.5mmol/L 亚硝酸钠溶液 称取亚硝酸钠 5.0g，用去离子水溶解并定容至 100ml，混匀，置棕色瓶，冰箱保存，稳定期不少于 3 个月。作 10 倍稀释成 72.5mmol/L，冰箱保存，稳定期不少于 2 周。

4. 28.9mmol/L 对氨基苯磺酸溶液 称取对氨基苯磺酸（$NH_2C_6H_4SO_3H \cdot H_2O$）5.0g，溶于 800ml 去离子水，加入浓盐酸 15ml，用去离子水补足至 1L。

5. 重氮试剂 临用前取上述亚硝酸钠溶液 0.5ml 和对氨基苯硝酸溶液 20ml 混匀，即成。

6. 5.0g/L 叠氮钠溶液。

7. 胆红素标准液

（1）目前一般用游离（非结合）胆红素配制标准液，此标准品须用含蛋白的溶剂配制，常用人混合血清，对此血清的要求如下：收集无溶血、无黄疸、无脂浊的新鲜血清，混合，必要时可用滤菌器过滤。取过滤后的血清 1ml，加入新鲜 0.154mmol/L NaCl 溶液 24ml，混合。在 414nm 波长，1cm 光径，以 0.154mmol/L NaCl 溶液调零点，其吸光度应小于 0.100；在 460nm 的吸光度应小于 0.04。

（2）配制标准液的胆红素须符合下列标准：纯胆红素的三氯甲烷溶液，在 25℃ 条件下，光径（1.000 ± 0.001）cm，波长 453nm，摩尔吸光系数应在 60 700 ±1600 范围内；改良 J – G 法偶氮胆红素的摩尔吸光系数应在 74 380 ±866。

（3）胆红素标准贮存液（171μmol/L） 准确称取符合要求的胆红素 10mg，加入二甲基亚砜 1ml，用玻璃棒搅拌，使成混悬液。加入 0.05mol/L 碳酸钠溶液 2ml，使胆红素完全溶解后，移入 100ml 容量瓶中，以稀释用血清洗涤数次并入容量瓶中，缓慢加入 0.1mol/L 盐酸 2ml，边加边摇（勿用力摇动，以免产生气泡）。最后以稀释用血清定容。配制过程中应尽量避光，贮存容器用黑纸包裹，置 4℃ 冰箱 3 天内有效，但要求配后尽快作校正曲线。

【操作步骤】

1. 样品的测定 按表 16 – 3 改良 J – G 法操作步骤操作。

表 16 – 3　改良 J – G 法操作步骤

加入物（ml）	总胆红素管	结合胆红素管	对照管
血清	0.2	0.2	0.2
咖啡因苯甲酸钠试剂	1.6	–	1.6
对氨基苯磺酸溶液	–	–	0.4
重氮试剂	0.4	0.4	–
每加一种试剂后立即混匀，加重氮试剂后室温放置 10 分钟，Bc 管置 37℃ 1 分钟			
叠氮钠溶液	–	0.05	–
咖啡因苯甲酸钠试剂	–	1.55	–
碱性酒石酸钠溶液	1.2	1.2	1.2

混匀后，波长 600nm，对照管调零，读取吸光度，在标准曲线上查出相应的胆红素浓度。

2. 校正曲线制作　按表 16 – 4 稀释胆红素贮存液。

表 16 – 4　系列胆红素标准液的配制

加入物（ml）	管号				
	1	2	3	4	5
胆红素标准贮存液	0.4	0.8	1.2	1.6	2.0
稀释用血清	1.6	1.2	0.8	0.4	–
相当于胆红素浓度（μmol/L）	34.2	68.4	103	137	171

混匀（不可产生气泡），按总胆红素测定法操作。每一浓度作 3 个平行管，并分别做标准对照管，用各自的标准对照管调零，读取标准管的吸光度。

配制标准液用的溶剂血清中尚有少量胆红素，同样测定吸光度值。每个标准管的吸光度值均应减去此吸光度，然后与相应胆红素浓度绘制标准曲线。

【参考区间】

血清总胆红素：5.1 ~ 19μmol/L（0.3 ~ 1.1mg/dl）；血清结合胆红素：1.7 ~ 6.81μmol/L（0.1 ~ 0.4mg/dl）。

【临床意义】

1. 血清总胆红素测定的意义

（1）有无黄疸及黄疸程度的鉴别。

（2）肝细胞损害程度和预后的判断　胆红素浓度明显升高反映有严重的肝细胞损害。但某些疾病如胆汁淤积型肝炎时，尽管肝细胞受累较轻，血清胆红素却可升高。

（3）新生儿溶血症　血清胆红素有助于了解疾病严重程度。

（4）再生障碍性贫血及数种继发性贫血（主要见于癌或慢性肾炎引起）。血清总胆红素减少。

2. 血清不同类型的胆红素水平常用于鉴别溶血性、肝细胞性、阻塞性黄疸，见表 16 – 5。

表16－5　溶血性、肝细胞性、阻塞性黄疸的鉴别

黄疸类型	溶血性黄疸	肝细胞性黄疸	阻塞性黄疸
血清总胆红素（μmol/L）	<85	17～1190	不全梗阻170～255 完全梗阻340～510
结合胆红素（μmol/L）	正常	增加	高度增加
未结合胆红素（μmol/L）	高度增加	增加	增加
Bc/TB（%）	<20	40～60	>60

【注意事项】

1. 胆红素对光敏感，标准液及标本均应尽量避光保存，防止胆红素的光氧化。血标本应避光置冰箱保存，标本冰箱保存可稳定3天，-70℃暗处保存，稳定3个月。

2. 轻度溶血对本法无影响，但严重溶血时可使测定结果偏低。其原因是血红蛋白与重氮试剂反应形成的产物可破坏偶氮胆红素，还可被亚硝酸氧化为高铁血红蛋白而干扰吸光度测定。血脂及脂溶色素对测定有干扰，应尽量取空腹血。

3. 叠氮钠能破坏重氮试剂，终止偶氮反应。凡用叠氮钠作防腐剂的质控血清，可引起偶氮反应不完全，甚至不呈色。

4. 灵敏度和线性范围。本法摩尔吸光系数为74380L/(cm·mol)，当标本中胆红素浓度小于17.1mol/L时，其产生的吸光度值小于0.08（血清用量已达0.2ml），而正常血清总胆红素及病理血清结合胆红素值低于17.1mol/L时，其检测灵敏度显然不足。线性上限虽可做到吸光度1.7，但手工法在胆红素超过171μmol/L时，吸光度已达0.8，应减量操作。

5. 重氮反应法测定胆红素，也可用甲醇（M-E法）或二甲基亚砜等作加速剂，可做成单一试剂，反应pH值和显色pH值都在酸性，560nm波长比色，易于自动化。但灵敏度比改良J-G法略低。

【思考题】

1. 改良J-G法所用试剂的各主要组分的作用是什么？

2. 胆红素标本为何要进行避光保存？

3. 胆红素标准液配制时对稀释用的混合血清有什么具体要求？

（曾方银）

实验十七　血清尿素、肌酐和尿酸的测定

一、脲酶－谷氨酸脱氢酶偶联法测定血清尿素

【实验目的】

掌握脲酶－谷氨酸脱氢酶偶联法测定血清尿素的基本原理，熟悉其临床意义，了解其注意事项。

【实验背景】

尿素又称脲，是人体蛋白质代谢的终末产物，不与血浆蛋白结合。体内氨基酸经脱氨基作用分解生成 α － 酮酸和 NH_3，NH_3 在肝细胞内进入鸟氨酸循环与 CO_2 生成尿素。尿素的生成量取决于饮食蛋白质摄入量、组织蛋白质分解代谢和肝功能状况，生成的尿素经血液循环主要由肾脏排出，少量尿素可经汗液、胆道排泄。在食物摄入及体内分解代谢比较稳定的情况下，其血液浓度取决于肾脏的排泄能力。因此，血清尿素浓度在一定程度上可反映肾小球的滤过功能。

测定尿素的方法有化学比色法和脲酶法。化学比色法最常用的是二乙酰一肟显色法，该方法利用二乙酰一肟（diacetylmonoxime）的乙酰基直接与尿素缩合反应，生成色原二嗪，目前临床实验室已很少应用。脲酶法是利用脲酶将尿素水解产生氨，然后测定氨的产量再换算成尿素含量。根据检测氨量的方法不同，脲酶法分为：脲酶－波氏比色法、脲酶－谷氨酸脱氢酶偶联法、脲酶－离子选择性电极法。脲酶－波氏比色法利用氨在碱性介质中的反应，生成蓝色的吲哚酚（indoxyl）阴离子，蓝色吲哚酚的生成量与尿素含量成正比。本法一般用于手工操作测定，适合基层单位开展。

现临床实验室常用脲酶－谷氨酸脱氢酶偶联法测定血清尿素。本法简便、快速，准确度和灵敏度较高，多用于自动分析系统，已在临床上广泛应用。

【实验原理】

脲酶－谷氨酸脱氢酶偶联法测定血清尿素的反应式如下：

$$CO(NH_2)_2 + H_2O \xrightarrow{\text{脲酶}} 2NH_3 + CO_2$$

$$NH_3 + \alpha - \text{酮戊二酸} + NADH + H^+ \xrightarrow{\text{GLDH}} \text{谷氨酸} + NAD^+ + H_2O$$

NADH 在 340nm 波长处有吸收峰，其吸光度下降的速率与待测样品中尿素的含量成正比。

【实验试剂】

1. 酶试剂　pH 8.0 Tris － 琥珀酸缓冲液 150mmol/L，脲酶 8000U/L，谷氨酸脱氢酶（GLDH）700U/L，NADH 0.3mmol/L，α － 酮戊二酸 15mmol/L，ADP 1.5mmol/L。

2. 尿素标准贮存液（100mmol/L）　精确称取 60～65℃ 干燥恒重的尿素（Mw 为 60.06）0.6g，溶解于无氨去离子水，并定容至 100ml，加 0.1g 叠氮钠防腐，4℃ 可保存 6 个月。

3. 尿素标准应用液（5mmol/L）　取 5ml 上述贮存液置 100ml 容量瓶中，用无氨去离子水定容至 100ml。

【操作步骤】

1. 自动生化分析法　温度 37℃，波长 340nm，延迟时间 60 秒，读数时间 120 秒。详细操作程序参照仪器和试剂盒说明书。

2. 手工法　取试管 3 支，按表 17-1 操作。

表 17-1　脲酶-谷氨酸脱氢酶偶联法测定血清尿素

加入物（ml）	空白管	标准管	测定管
无氨去离子水	0.01	—	—
尿素标准应用液	—	0.01	—
血清	—	—	0.01
酶试剂	1.0	1.0	1.0

混匀后立即在半自动生化分析仪上或附有恒温装置的分光光度计上检测，按照空白管、标准管和测定管依次加入酶试剂混匀，并且加一管测一管。用空白管调零，在 340nm 处监测标准管和测定管的吸光度变化速率 $\Delta A/min$，延迟时间 30 秒，读数时间 60 秒。

3. 结果计算

$$血清尿素含量(mmol/L) = \frac{\Delta\ 测定管吸光度}{\Delta\ 标准管吸光度} \times 5$$

【参考区间】

健康成年人血清尿素浓度：男性 20~59 岁 3.1~8.0mmol/L，60~79 岁 3.6~9.5mmol/L；女性 20~59 岁 2.6~7.5mmol/L，60~79 岁 3.1~8.8mmol/L。

【临床意义】

1. 血清尿素增高

（1）生理因素　高蛋白饮食引起血清尿素浓度和尿液排出量显著增高。血清尿素浓度男性比女性平均高 0.3~0.5mmol/L，并随着年龄增加有增高倾向。成人日间生理变异平均为 0.63mmol/L。孕妇由于血容量增加，尿素浓度比非孕妇低。

（2）病理因素　①肾前性：最重要的原因是失水，因血液浓缩使肾血流量减少，肾小球滤过率减低而致血液尿素浓度增加。见于剧烈呕吐、幽门梗阻、肠梗阻和长期腹泻等。②肾性：急性肾小球肾炎、肾病晚期、肾功能衰竭、慢性肾盂肾炎及中毒性肾炎等影响肾小球滤过的疾病，都可使血液尿素含量增高。③肾后性疾病：前列腺肥大、尿路结石、尿道狭窄、膀胱肿瘤致使尿道受压等都可使尿路阻塞，引起血液中尿素含量增加。

2. 血清尿素降低　较少见，严重肝病如急性黄色肝萎缩、肝硬化、肝炎合并广泛性坏死，导致尿素合成减少可使血液尿素浓度降低。

【注意事项】

1. 血液标本最好用血清，含 NaF 的血浆由于脲酶活性被抑制可致结果偏低。

2. 血红蛋白 >1000mg/dl 对测定有一定的干扰，应避免标本溶血。

3. 在 340nm 波长下以去离子水调零，试剂空白的吸光度应大于 1.0，试剂混浊或吸光度低于 1.0 的不宜使用。采用液体型双试剂有利于试剂稳定。

4. 测定过程中，各种器材和去离子水均应无氨离子污染，防止交叉污染，否则结果偏高。

5. 本法易受内源性脱氢酶和还原型辅酶的干扰，需采用含 LD 抑制剂（如高浓度丙酮酸）的双试剂法来测定，否则测定结果偏高。

6. 血氨升高时，可使尿素测定结果偏高，采用两点速率法能较好地消除内源性氨的干扰。

二、肌氨酸氧化酶法和苦味酸法测定血清肌酐

【实验背景】

肌酐是肌肉和脑组织中磷酸肌酸的能量代谢产物，也可由肌酸直接脱水生成；经肾脏清除，肾小管几乎不重吸收。血清肌酐用于肾小球滤过功能的评价，是反映肾小球滤过率（GFR）的中度敏感指标。

血清肌酐的测定方法主要有三大类：化学法、酶法和高效液相色谱法。化学法大多是基于 1886 年 Jaffe 建立的碱性苦味酸显色反应（Jaffe 反应），但 Jaffe 反应存在能对肌酐测定造成干扰的非肌酐物质（蛋白质、葡萄糖、维生素 C、丙酮、乙酰乙酸、丙酮酸、胍和头孢菌类抗菌药等），通常称为假肌酐，因此特异性较差。酶学方法主要有 3 种类型，肌酐氨基水解酶（creatinine amidohydrolase，即肌酐酶，creatininase）法：肌酐酶 – 肌酸激酶 – 丙酮酸激酶 – 乳酸脱氢酶 – NADH 反应体系；肌氨酸氧化酶（sarcosine oxidase）法：肌酐酶 – 肌酸酶 – 肌氨酸氧化酶 – 过氧化物酶反应体系；肌酐亚氨基水解酶（creatinine iminohydrolase，即肌酐脱氨酶，creatinine deaminase）法：肌酐亚氨基水解酶 – N – 甲基乙内酰脲酰氨基水解酶 – N – 氨基甲酰胺肌氨酸酰氨基水解酶 – 肌氨酸氧化酶 – 过氧化物酶反应体系。酶学方法成本较高，但与苦味酸法相比，方法特异性高，结果准确，适用于各种自动分析仪，亦可用于干化学方法或电化学方法。高效液相色谱法特异性高，准确性好，一般作为参考方法。目前，肌氨酸氧化酶法是临床实验室测定血清肌酐的常规方法。

（一）肌氨酸氧化酶法测定血清肌酐

【实验目的】

掌握肌氨酸氧化酶法测定血清肌酐的基本原理与临床意义；熟悉其测定的注意事项。

【实验原理】

肌氨酸氧化酶法，检测血清肌酐的化学反应如下：

（4-氨基安替比林）　　（苯酚）　　过氧化物酶　　（醌亚胺）

指示反应为 Trinder 反应，产物颜色深浅与肌酐含量呈线性关系。

【实验试剂】

液体酶双试剂组成见表17-2。

表17-2　酶法测定肌酐的试剂组成

组成成分	浓度
试剂1	
N-三羟甲基代甲基-3-氨基丙磺酸缓冲液	30mmol/L（pH 8.1）
肌酸酶（微生物）	≥20 kU/L
肌氨酸氧化酶（微生物）	≥8 kU/L
抗坏血酸氧化酶（微生物）	≥2 kU/L
2,4,6-三碘-3-羟基苯甲酸（HTIB）	5.9mmol/L
试剂2	
N-三羟甲基代甲基-3-氨基丙磺酸缓冲液	50mmol/L（pH 8.0）
肌酐酶（微生物）	≥30 kU/L
过氧化物酶（POD）	≥1 kU/L
4-氨基安替比林（4-AA）	2.0mmol/L
亚铁氰化钾	163μmol/L

【操作步骤】

1. 自动生化分析法　按仪器和试剂说明书的要求进行测定。

2. 手工操作法　取3支试管，按表17-3进行操作。

表17-3　酶法测定肌酐操作步骤

加入物（ml）	空白管	标准管	测定管
蒸馏水	0.05	—	—
标准液或定值血清	—	0.05	—
血清	—	—	0.05
试剂1	2.0	2.0	2.0
试剂2	1.0	1.0	1.0

加入试剂1后混匀，37℃保温5分钟，以蒸馏水调零，在546nm波长处读取各管吸光度，分别记为 $A_{测定1}$、$A_{标准1}$、$A_{空白1}$。

再加入试剂2混匀，37℃保温5分钟，以蒸馏水调零，在546nm波长处读取各管吸光度，分别记为 $A_{测定2}$、$A_{标准2}$、$A_{空白2}$。

3. 结果计算

$$肌酐（\mu mol/L）= \frac{\left[A_{测定2}-A_{测定1}\times K\right]-\left[A_{空白2}-A_{空白1}\times K\right]}{\left[A_{标准2}-A_{标准1}\times K\right]-\left[A_{空白2}-A_{空白1}\times K\right]}\times 标准液浓度$$

$$K=\frac{标本体积+试剂1体积}{反应液总体积}=\frac{2050\mu l}{3050\mu l}=0.672$$

【参考区间】　健康成年人血清肌酐浓度：男性 20～59 岁 57～97μmol/L，60～79 岁 57～111μmol/L；女性 20～59 岁 41～73μmol/L，60～79 岁 41～81μmol/L。

【临床意义】

1. 生理性变化　肌酐水平受年龄、性别、体重、肌肉量等生理因素影响。50 岁后由于肾功能生理性衰退，约增加 8.84～17.7μmol/L。日内生理性波动约 10%，15～19 时最高，一般推荐上午采血。进食肉类食物血浓度改变不大，尿肌酐排泄量增加。

2. 病理性变化

（1）升高　①GFR 降低或肾血流量减少：急性肾小球肾炎、慢性肾炎代偿期、急性（慢性）肾功能不全；充血性心力衰竭、休克、灼伤、各种原因的失水。②肌肉量增大：肢端肥大症、巨人症、健美运动员。

（2）降低　①清除增多：见于尿崩症、妊娠。②产生减少：肌肉萎缩、肌营养不良、恶病质；甲状腺功能亢进症、肝功能障碍（合成减少）；废用性肌萎缩症；长期卧床、老年人、肌肉活动减少。

【注意事项】

1. 标本因素对检测结果的影响　①胆红素 < 0.4g/L，血红蛋白 < 5g/L，维生素 C < 0.2g/L 对测定值无影响。②为降低胆红素和维生素 C 对 Trinder 反应的干扰，可在试剂中加入亚铁氰化钾和抗坏血酸氧化酶进行消除。③测定高免疫球蛋白标本时，加入第一试剂后，有时会产生混浊，出现异常值。

2. 试剂　如果试剂浑浊，或在 546nm 波长下以蒸馏水为空白，试剂吸光度大于 0.2 时，请勿使用。不同批号试剂，不能混用。

3. 试剂避免直接接触皮肤和黏膜，误入眼、口或沾染到皮肤上需立即用清水彻底冲洗，必要时请就医。

（二）苦味酸连续监测法测定血清肌酐

【实验目的】

掌握苦味酸连续监测法的原理与方法；熟悉血清肌酐测定的影响因素及注意事项。

【实验原理】

肌酐在碱性条件下与苦味酸发生 Jaffe 反应，生成橙红色的苦味酸肌酐复合物，在510～520nm 测定吸光度，其颜色深浅与肌酐含量呈正比关系。

【实验试剂】

双试剂盒，试剂成分与浓度见表17-4。

表17-4 苦味酸法测定肌酐的试剂组成

组成成分	浓度
试剂1（R1）：苦味酸溶液	0.04mol/L
试剂2（R2）：氢氧化钠	0.32mol/L（pH 8.0）
肌酐校准液	100μmol/L（也可用定值的参考血清作校准物）

试剂的保存和使用详见试剂盒说明书。

【操作步骤】

1. 两点速率法 在实验前可根据用量将R1和R2等比例混合配制成试剂应用液，取试管3支，标明测定、校准和空白管，然后按表17-5进行操作。

表17-5 苦味酸两点法测定肌酐操作步骤

加入物（ml）	测定管	标准管	空白管
蒸馏水	—	—	0.2
校准液或参考血清	—	0.2	—
血清(浆)或稀释尿液	0.2	—	—
试剂应用液	2.0	2.0	2.0

充分混匀各管，37℃恒温，在510nm，空白管调零，20秒后读取测定管和校准管吸光度A_{1T}和A_{1C}，再过40秒读取测定管和校准管吸光度A_{2T}和A_{2C}。

结果计算两点速率法

$$肌酐(μmol/L) = \frac{[A_{2T} - A_{1T}]}{[A_{2C} - A_{1C}]} \times 校准液浓度$$

2. 多点速率法 在半/全自动生化分析仪按表17-6编程，先用校准液校准，仪器自动存贮校准参数，再测定标本。

表17-6 苦味酸多点速率法测定肌酐主要参数

程序项目	参数	程序项目	参数
测定模式	速率法	标本用量	30μl
波长	510nm	孵育时间	20秒
光径	1cm	间读时间	10秒
温度	37℃	读点数	5
R1用量	150μl	校准方式	两点校准
R2用量	150μl	校准液浓度	88.4μmol/L

结果计算 仪器自动计算结果并输出。

【参考区间】

健康成年人血清肌酐浓度：男性20~59岁57~97μmol/L，60~79岁57~111μmol/L；女性20~59岁41~73μmol/L，60~79岁41~81μmol/L。

【注意事项】

1. 标本 ①新鲜(血浆)尿液或24小时尿液标本。血清(浆)室温（20~25℃）放置可稳定 24 小时，在 2～10℃可稳定 1 周，－20℃可稳定 4 个月，避免反复冻融，融化标本测定时，将标本恢复至室内温度（20～25℃）后再进行测定。尿液标本最好尽快测定。②溶血的影响：大量的假肌酐存在于红细胞中，故测定血液肌酐时用血清或血浆为好，避免溶血发生。③胆红素的影响：能使结果偏低，甚至出现负值。因为胆红素在 510nm 处也有较强光吸收，并且在氢氧化钠的作用下逐渐转化为 620nm 处有强光吸收的胆绿素，掩盖了肌酐本身的显色反应，导致测定结果偏低。一般在苦味酸试剂中都加入了高铁氰化钾，把胆红素氧化成胆绿素，来减少其干扰。④脂血的影响：三酰甘油浓度 > 22.6mmol/L 时会影响检测结果。⑤尿肌酐因含量高，一般先用蒸馏水稀释 100 倍后再测定，假肌酐的干扰可以忽略。

2. 试剂　①质量差的苦味酸空白试剂吸光度偏高，影响测定结果的准确度。苦味酸有毒，切勿吞服或接触皮肤，如不慎接触，应立即用大量水冲洗。②氢氧化钠浓度偏高，假肌酐显色增加，结果偏高；氢氧化钠浓度偏低，与肌酐显色减少，结果偏低。因此试剂严格保持恒温及密封，防止氢氧化钠在空气中被酸化降低浓度。

3. 方法　①Jaffe 反应并非仅对肌酐特异，假肌酐有两类：一类为快速反应假肌酐物质，在样品与碱性苦味酸混合后迅速出现反应并在 20 秒内完成，生成肌酐的有色化合物，测定时设置 20 秒延迟期，可以排除此类干扰。另一类为慢速反应假肌酐物质，80～100 秒才开始反应。这样，在 20～80 秒内以肌酐与苦味酸的呈色反应占主导地位，所以选择 20～80 秒内连续监测法或两点法可以很好地排除干扰。②温度对呈色反应速度影响较大，校准管与测定管的温度必须保持一致。

三、尿酸酶－过氧化物酶偶联法测定血清尿酸

【实验目的】

熟悉尿酸酶－过氧化物酶偶联法测定血清尿酸的基本原理和操作过程；了解尿酸酶－过氧化物酶偶联法测定血清尿酸的影响因素。

【实验背景】

尿酸是嘌呤代谢的终产物，既可以来自体内，也可以来自于食物中嘌呤的分解代谢，主要在肝脏中产生，小部分尿酸可经肝脏随胆汁排泄，其余大部分均从肾脏排泄。UA 分子量仅 168，不与血浆蛋白质结合，自由滤过肾小球，也可经近端肾小管排泌。原尿中 90 % 尿酸被肾小管重吸收。因此，排除外源性尿酸干扰，血尿酸可以反映肾小球滤过功能和肾小管重吸收功能。由于尿酸的肾清除值很低，而且尿酸的溶解度也很低，当血尿酸浓度超过参考区间时，易沉积于软组织、软骨和关节等处，引起痛风，也可在尿道析出结晶，形成尿道结石。尿酸测定方法可分为尿酸酶紫外法、尿酸酶－过氧化物酶偶联法及磷钨酸法三类。其中以尿酸酶紫外法的分析性能最为优越，是尿酸测定的参考方法。磷钨酸法先用血清或血浆制备无蛋白滤液再进行测定，方法繁琐，需手工测定，现在临床已较少应用。自动化分析可用尿酸酶－过氧化物酶偶联法，无需做无蛋白滤液。另外，较为先进的方法有高效液相色谱法和质谱法。

【实验原理】

尿酸酶氧化尿酸，生成尿囊素和 H_2O_2，在过氧化物酶催化下，H_2O_2 使 3,5－二氯－2－羟苯磺酸（DHBS）和 4－氨基安替比林（4－AAP）缩合成红色醌类化合物（Trinder 反应），尿酸浓度与波长 520nm 吸光度成正比。

尿酸 + O_2 + $2H_2O$ → (尿酸酶) → 尿囊素 + CO_2 + H_2O_2

2-羟-3,5-二氯苯磺酸 + 4-氨基安替比林 + H_2O_2 → (POD) → 醌亚胺 + $2H_2O$ + HCl

【实验试剂】

1. 酶混合试剂 尿酸酶 160U/L；过氧化物酶 1500U/L；4 - AAP 0.4mmol/L；DHBS 2mmol/L；磷酸盐缓冲液（pH7.7）100mmol/L。

2. 6. 0mmol/L 尿酸标准储存液 碳酸锂 60mg 溶解在 60℃去离子水 40ml 中，加入尿酸 100.9mg，待溶解后冷却至室温，移入 100ml 容量瓶中，加甲醛 2ml，用去离子水定容。棕色瓶中保存。

3. 300μmol/L 尿酸标准应用液 取尿酸标准储存液 5.0ml、乙二醇 33ml 用去离子水稀释至 100ml。

【操作步骤】

1. 自动生化分析法 按仪器和试剂说明书的要求进行测定。

2. 手工操作法 按表 17 - 7 操作。

表 17 - 7 尿酸酶法测尿酸操作步骤

加入物（ml）	空白管	标准管	测定管
血清	—	—	0.1
标准液	—	0.1	—
蒸馏水	0.1	—	—
酶试剂	1.5	1.5	1.5

混合，置室温 10 分钟，在 520nm 波长以空白管调零，读取各管的吸光度。

3. 结果计算

$$血清尿酸（\mu mol/L）= \frac{A_W}{A_G} \times 300$$

【参考区间】

成年男性 208 ~ 428μmol/L；成年女性 155 ~ 357μmol/L。

【临床意义】

若能严格禁食含嘌呤丰富食物 3 天，排除外源性尿酸干扰再采血，血尿酸水平改变较有意义。尿酸测定主要用于各种原因引起的高尿酸血症和痛风症。

1. 血尿酸浓度升高　①排出减少：肾小球滤过功能损伤，因尿酸通过肾排泄特点，其比血肌酐和血尿素检测在反映早期肾小球滤过功能损伤上敏感。②生成异常增多：常见为遗传性酶缺陷所致的原发性痛风，以及多种血液病、恶性肿瘤、多发性骨髓瘤等因细胞大量破坏所致的继发性痛风。此外，亦见于长期使用利尿剂和抗结核药吡嗪酰胺、慢性铅中毒和长期食富含核酸的食物等。

2. 血尿酸浓度降低　各种原因致肾小管重吸收尿酸功能损害，尿中大量丢失，以及肝功能严重损害尿酸生成减少，如范科尼综合征、急性肝坏死、肝豆状核变性等。此外，慢性镉中毒、使用磺胺及大剂量糖皮质激素、参与尿酸生成的黄嘌呤氧化酶、嘌呤核苷磷酸化酶先天性缺陷等，亦可致血尿酸降低。

【注意事项】

1. 特异性和干扰　尿酸酶对尿酸催化的特异性高，但 POD 催化反应特异性较差，而且因血清尿酸浓度较低，一些还原性物质如维生素 C 和胆红素对尿酸测定的负干扰，比对葡萄糖、胆固醇和三酰甘油更明显。临床上高胆红素标本较多见，若试剂中加入亚铁氰化钾可部分消除这种负干扰。维生素 C 氧化酶可防止维生素的干扰。

2. 尿酸在水中溶解度低，但在碱性碳酸盐中易溶解，故配制标准液时可加入碳酸锂或碳酸钠助溶。

3. 尿酸标准浓度在 178.6 ~ 713.8μmol/L 范围内线性良好，回收率 94.6 % ~ 102.3 %。

【思考题】

1. 脲酶 – 谷氨酸脱氢酶偶联法测定血清尿素的基本原理是什么？

2. 简述脲酶 – 谷氨酸脱氢酶偶联法测定血清尿素的临床意义。

3. 什么叫假肌酐？如何在测定中消除假肌酐？

4. 肌酐测定有哪些方法，各自优缺点是什么？

5. 简述肌氨酸氧化酶法测定血清肌酐的原理。

6. 简述肌氨酸氧化酶法测定血清肌酐的方法学评价。

7. 简述尿酸测定的临床意义。

（李彦魁）

实验十八　临床生物化学检验质量控制

一、室内质控图的绘制

【实验目的】

掌握室内质控图的基本原理、Levey – Jennings 质控图的绘制方法；熟悉判断规则、失控处理方法；了解室内质控图的类型和发展。

【实验背景】

有了测定结果，该批结果可靠吗？报告单能否发出？先要看室内质量控制。所谓室内质量控制是指采用一定的方法和步骤，连续评价实验室工作的可靠程度，提高实验室常规工作中批内、批间样本检测的一致性，以确定实验结果是否可靠，可否发出报告的一项工作，是评价实验室常规工作精密度的指标。该方法源于 1950 年 Levy 和 Jennings 首先将工业质量管理上的控制图移植到医学检验中来，采用每天随常规标本分析控制血清，将结果做成质控图。质控图是反映质控标本测定的记录，是评价实验室质量的重要依据，根据操作不同有不同的质控图，如 Levey – Jennings 质控图、Z – 分数图、Westgard质控图、monica 质控图、Youden 图、累计法质控图等，其中以 Levey – Jennings 质控图、Z – 分数图和Westgard质控图应用最为广泛。质控图可用于：①诊断，即评估一个过程的稳定性；②控制，即决定某一过程何时需要调整，以保持原有稳定状态；③确认，即确认某一过程的改进效果。怎么根据一张室内质控图决定你对患者的检测报告能否常规发出和查找分析误差呢？这就是你需要掌握临床生化检验室内质控图的绘制与临床应用。

【实验原理】

质控图是一种具有质控界限的图形。质控界限通常由受控分析方法对已知标本（通常为质控品）作重复测定获得均值（$\bar{x}$）和标准差（s）来确定。当质控品测定值的点落在质控界限之内时，一般解释为"在控"。相反，则表示检测过程可能存在问题，认为检测结果"失控"。通过对质控图形的分析，可判断检测过程是否正常，并可判断测定准确度和精密度。

Levey – Jennings 质控方法以质控品 20 次以上测定结果计算均值（$\bar{x}$）和标准差（s），$\bar{x} + 2s$ 为警告限，$\bar{x} + 3s$ 为失控限绘制的失控图。每天将质控品随患者标本一起检测，将测定结果填写在质控图上，对质控图形进行分析。

本试验中，将同一质控物进行分装，分发给学生进行测定，收集测定数据。将测定次数作为横坐标（天），测定结果作为纵坐标，绘制质控图。

【试剂仪器】

1. 试剂　项目检测采用血糖 GOD – POD 法检测试剂盒，也可根据检测需要自行选择。

2. 质控物　可购置商品化质控物，也可自制质控物。收集无溶血、无脂浊、无肝炎病毒污染的人多份血清标本，混合后分装冻存模拟作为本实验质控血清使用。

3. 仪器　半自动生化分析仪、分光光度计等。

【操作步骤】

1. 质控物靶值和控质限的确定 以 20 次重复检测质控物的结果，计算均值（$\bar{x}$）和标准差（s），以 $\bar{x}+2s$ 为警告线，$\bar{x}+3s$ 为失控限绘制。即在纵坐标上标明 $\bar{x}$、$\bar{x}+2s$、$\bar{x}+3s$ 的标志，并将其具体数值标在左侧标尺上。图中 $\bar{x}$ 线为靶值线，然后用红笔画出平行 $\bar{x}$ 轴的 $\bar{x}+2s$ 线，称警告线；用蓝笔画出 $\bar{x}+3s$ 线，称失控线，即为一张"空白质控图"。其中，y 轴为浓度单位，x 轴为日期或分析批次。质控图上应注明：项目、方法、仪器种类、波长、检测日期、$\bar{x}$、s、CV% 及每一小格代表的含量、吸光度和操作者等信息。

2. 测定 将同一质控物分发给学生进行测定，收集测定数据。

3. 质控图的绘制与记录质控结果 本实验模拟将 20 个同学的血糖测定（GOD - POD 法参照试剂说明书）结果分别标点在血糖检测"空白质控图"上，测定次数为横坐标，测定结果为纵坐标将测定结果填写到图上，直线连接。

4. 分析 依据质控判断规则对质控情况进行分析。

5. 判断规则 质控图测定值正常分布的统计学规律：① 95% 的结果应落在 $\bar{x}+2s$ 范围内。②有 5% 的结果可在 $\bar{x}+2s$ 外，但在 $\bar{x}+3s$ 内；③均值两侧的数据分布几乎相同，不能有连续 5 次结果在均值的同一侧，或 5 次数值渐升或渐降，不能连续有 2 次结果在 $\bar{x}+2s$ 以外；④没有数值落在 $\bar{x}+3s$ 以外，测定结果违反上述规律时，称为失控，表示检测过程可能存在随机误差、系统误差或过失误差。

【注意事项】

1. 质控品的正确使用与保存 在使用和保管控制物时应注意：①严格按控制物说明书操作；②应根据不同的检测对象，选择适当的质控品；③冻干质控品复溶要确保所用溶剂的质量，所加溶剂的剂量要准确，并尽量保持每次加入量的一致性；④冻干质控品复溶时应轻轻摇匀，使内容物完全溶解，切忌剧烈振摇；⑤质控品应严格按使用说明书规定方法保存，不使用超过保质期的控制物；⑥质控品要在与患者标本同样测定条件下进行测定。

2. 质控品应与患者待测样本具有相似或相同的基质。质控品应均一和稳定，如条件允许，可储存一年或以上的用量。瓶间变异性应小于分析系统的变异。如果没有商品化质控品，实验室可以自制质控品。所选质控品的浓度应位于临床有意义的浓度范围内。若使用定值质控品，使用说明书上的原有标定值只能作参考。必须由实验室作重复测定来确定暂定和常用均值以及标准差。

3. 控制图中心线与控制限的设定 控制图通过统计上均值 $\bar{x}$ 和标准差 s 的状况来衡量指标是否在稳定状态，同时选择 3s 来确定一个正常波动的上下限范围（根据正态分布的结论，指标的特征值落在 $\bar{x}+3s$ 之间的概率是 99.73%），使用均值 $\bar{x}$ 作为控制图的中心线（center line, CL），用 $\bar{x}+3s$ 作为控制上限（upper control limit, UCL），用 $\bar{x}-3s$ 作为控制下限（lower control limit, LCL）。

4. 特殊情况的处理（Grubbs 法） 对于某些不是每天开展的项目、有效期较短的试剂盒的项目，用上述方法计算获得均值 $\bar{x}$ 和标准差 s 有很大的难度。采用 Grubbs 法，只需连续测定 3 次，即可对第 3 次检验结果进行检验和控制。当检测超过 20 次后，可转入使用常规的质控方法进行质控。

5. 失控后处理 操作者在测定质控时，如发现质控数据违背了质控规则，应填写失控报告单，上交专业主管，由专业主管做出是否发出与测定质控物相关的那批患者标本检验报告的决定。

6. 失控原因分析 失控信号的出现受多种因素的影响，包括操作上的失误，试剂、校准品、质控品的失效，仪器维护不良以及采用的质控规则、控制限范围、一次测定的质控标本数等。失控信号一旦出现就意味着与测定质控品相关的那批患者标本报告可能作废。此时，首先要尽量查明导致失控的原因，然后再随机挑选出一定比例（5%或10%）的患者标本进行重新测定，最后根据既定标准判断先前测定结果是否可接受，对失控做出恰当的判断。对判断为真失控的情况，应在重做质控结果在控后，再对相应的所有失控患者标本进行重新测定。如失控信号被判断为假失控时，常规测定报告可以按原先测定结果发出，不必重做。

二、室间质量评价

【实验目的】

掌握室间质量评价的方法；熟悉室间质量评价目的和要求；了解室间质量评价的作用。

【实验背景】

室间质量评价（external quality assessment，EQA），又称能力验证，是国际公认的临床实验室全面质量管理的重要组成部分，也是医疗机构质量管理的重要内容，是多个标本周期性地发送到实验室进行分析和(或)鉴定，将每一实验室的结果与同组的其他实验室的结果或指定值进行比较，并将比较的结果报告给参与的实验室。国家卫健委临床检验中心近年运行能力验证提供者国际标准（ISO/IEC 17043）质量体系，目前已有376项检验项目室间质评计划通过中国合格评定实验室认可委员会（CNAS）能力验证提供者认可。

通过模拟 EQA 的方法，可以提高学生对质控工作重要性的认识，评价自身实验技能水平。

【实验原理】

组织若干实验室，将未知标本分发给各实验室，并提供可靠的标准，对回报结果进行分析，判断实验室获得正确测定结果的能力。对于定量检测项目，每次活动提供至少5个样品，应涵盖高、中、低不同的浓度水平，每年计划不得少于3次。对于定量的分析项目，必须通过结果偏离靶值的程度来确定每一分析项目的结果。确定了靶值后，通过使用基于偏离靶值的百分偏差或百分差值的固定准则或标准差的个数来确定结果的适当性。

本实验模拟室间质量评价的方法，组织所有的学生在同一时间内测定同一批或数批质控血清的总蛋白含量，收集测定结果，并与靶值比较进行计算和分析。每位学生相当于室间质量评价时的某个实验室，通过中华人民共和国卫生行业标准（GB/T 20470—2006）《临床检验室室间质量评价要求》来评价学生的实验技能。

【试剂仪器】

1. 试剂 总蛋白测定试剂，参见实验十。

2. 质控血清 同一批或多批，根据学生人数和实验具体安排而定。

3. 仪器 半自动生化分析仪、分光光度计等。

【操作步骤】

1. 总蛋白测定 操作步骤参见实验十。

2. 确定靶值和可接受范围 收集同一批质控血清所有同学的测定值，排除离群点后计算的平均数作为靶值。总蛋白的可接受范围 = 靶值 ± 10%。

3. 结果计算

（1）计算偏倚

$$偏倚（\%）=\frac{测定结果-靶值}{靶值}\times100\%$$

（2）某一检验项目的得分计算

$$某一检查项目得分=\frac{该项目的可接受结果数}{该项目的总的测定标本数}\times100\%$$

（3）对某一专业的全部检验项目得分计算

$$某一专业全部检验项目得分=\frac{全部项目可接受结果总数}{全部项目总的测定标本数}\times100\%$$

【结果分析】

1. 根据中华人民共和国卫生行业标准（GB/T 20470—2006）《临床检验室室间质量评价要求》，总蛋白的可接受范围＝靶值±10%，如标本的靶值为60g/L，则其可接受范围为60±6.0g/L。

2. 每次活动实验室某一检验项目未能达到至少80%可接受结果则称为本次活动该检验项目时间质量评价成绩不合格（细菌学专业除外）。

3. 每次活动实验室所有检验项目未能达到至少80%可接受结果则称为本次活动质量评价成绩不合格。

4. 在规定的回报截止日期前实验室未能将室间质量评价的结果回报给室间质量评价组织者，则该实验室的室间质量评价成绩不合格，该次活动的实验室的室间质量评价成绩得分为0。

5. 参加室间质量评价活动得到不合格的室间质量评价成绩，实验室应对相关人员进行适当的培训及对导致室间质量评价失败的问题进行救治，对不合格室间质量评价成绩的检验项目或室间质量评价活动应采取纠正措施，并对其进行文件化的记录。

【注意事项】

1. 要了解总蛋白测定的影响因素，在试验过程中加以控制，参见实验一。试验中采用的质控血清要注意其均匀性，低温储存，防止蒸发，避免污染。靶值的设置要科学严谨。

2. 我国《全国临床检验操作规程（第4版）》规定：①每次活动每一分析项目未能达到至少80%可接受成绩则称为本次活动该分析项目不满意，所有评价项目未达到至少80%得分称为不满意；②未参加室间质评活动定为不满意的成绩，该次得分为0，在规定的回报时间内未上报室间质量质评结果，该次得分为0；③对同一分析项目，连续两次获得或连续三次中的两次活动未能达到满意的成绩则称为不成功的EQA成绩，所有的评价项目连续两次活动或连续三次中的两次活动未能达到满意的成绩则称为不成功的EQA成绩；④对于不是由于未参加而造成的不满意成绩，实验室必须进行适当的培训及采取纠正措施，必须有文件化的记录并保存两年以上。

【思考题】

1. 如何绘制临床生化检验室内质控图？

2. 如何进行失控原因的分析？失控后如何处理？

3. 什么是室间质量评价？室间质量评价的结果如何进行分析？

（马 洁）

附　录

附录1　药物对实验室检查结果的影响

检测项目	结果	对检验结果影响的药物
血清铁	升高	葡聚糖；避孕药；氯霉素
	降低	促肾上腺皮质激素
血清总铁结合力	升高	避孕药
	降低	促肾上腺皮质激素；氯霉素
血钙	升高	肼苯哒嗪；噻嗪类
	降低	肝素；皮质类甾醇；磺胺类
血钠	升高	胍乙啶类似物；螺内酯；两性霉素 B；四环素；甲氧西林
	降低	依他尼酸；呋塞米；噻嗪类；皮质类固醇；腹泻药；醛固酮；甘草；碳酸盐
血钾	降低	促肾上腺皮质激素；皮质类固醇；大麻；依他尼酸；呋塞米；噻嗪类
血氯化物	升高	皮质类甾醇；大麻；胍乙啶类似物；噻嗪类；克尿塞；皮质类固醇；保泰松
	降低	呋塞米；促肾上腺皮质激素；依他尼酸；碳酸盐；醛固酮；皮质类固醇；依他尼酸；噻嗪类；长期滥用药物
血肌酐	升高	呋喃类；维生素 C；甲基多巴；左旋多巴；氟烷；青霉素类；头孢菌素类；大环内酯类；喹诺酮类；利福平；奎宁；H_2受体阻断剂；解热镇痛抗炎药
	降低	苯丙诺龙
血尿素	升高	葡聚糖；水合氯醛；大麻；醋磺环己脲；胍乙啶类似物；呋塞米；磺胺类；铵盐；氨基酚；天冬氨酸；氯霉素
	降低	链霉素；氯霉素
血尿酸	升高	葡聚糖；左旋多巴；甲氨蝶呤；丙硫氧嘧啶；维生素 C；促肾上腺皮质激素；水杨酸类（大剂量时可降低）；肼苯哒嗪；甲基多巴；乙酰唑胺；依他尼酸；呋塞米；噻嗪类；丝裂霉素；长春新碱；白消安
	降低	辛可芬；冠心平；香豆素；X 线检查造影剂；皮质类固醇；丙磺舒；氯丙嗪；氯普噻吨；大麻；利尿剂；噻嗪类；乙酰季胺；大量水杨酸盐；吲哚美辛
血胆红素	升高	咖啡因；胆碱药物；葡聚糖；茶碱；维生素 C；烟酸（大剂量时）；维生素 A；可待因；哌替啶；吗啡；X 线检查造影剂；伯氨喹；磷铵类；右旋糖酐；新生霉素；组氨酸；利福平；酪氨酸；肾上腺素；左旋多巴；氨基酚；异丙肾上腺素；甲基多巴；苯乙肼
	降低	巴比妥类
血葡萄糖	升高	咖啡因；葡聚糖；苯妥英钠；维生素 C；促肾上腺皮质激素；皮质类固醇；雌激素；甲状腺素；氯丙嗪；大麻；肼苯哒嗪；利舍平；氯噻酮；依他尼酸；奈啶酸；呋塞米；噻嗪类；环磷酰胺；茶碱；避孕药；右旋糖酐
	降低	胍乙啶类似剂；大麻
葡萄糖耐量	降低	苯妥英钠；促肾上腺皮质激素；蛋白同化激素；利尿剂；氯丙嗪；氯噻酮；依他尼酸；呋塞米；噻嗪类；胰岛素；β 受体阻断剂；肼苯哒嗪；四环素；异烟肼；左旋多巴

检测项目	结果	对检验结果影响的药物
血胆固醇	升高	维生素 A；维生素 D；维生素 C；皮质甾酮醇；苯妥英钠；雄激素；辛可芬；磺胺药；噻嗪类；吩噻嗪类；氯丙嗪碘化物；氯丙嗪；皮质类固醇；溴化物
	降低	四环素；红霉素；异烟肼；羟吡咗嘧啶；氯贝丁酯；尿嘧啶；硝酸盐；亚硝酸盐硫唑嘌呤；卡那霉素；新霉素；考来烯胺；冠心平；雌激素；甲状腺激素
蛋白结合碘	升高	雌激素；甲状腺激素
	降低	苯妥英钠；促肾上腺皮质激素
T4	升高	左旋多巴；蛋白同化雄性激素类固醇；雌激素；甲状腺激素；苯妥英钠
	降低	肝素；丙硫氧嘧啶；促肾上腺皮质激素；水杨酸盐类；利舍平
T3 吸收	升高	苯妥英钠；肝素；蛋白同化雄性激素类固醇；保泰松；水杨酸盐类
	降低	丙硫氧嘧啶；雌激素；氯氮草
血淀粉酶	升高	胆碱药物；促肾上腺皮质激素；可待因；哌替啶；吗啡；噻嗪类；避孕药；硫唑嘌呤；皮质类固醇；地塞米松；依他尼酸；呋塞米；苯乙双胍；曲安西龙；促胰酶素
	降低	草酸盐；枸橼酸盐
血脂肪酶	升高	可待因；吗啡；胍替啶；醋甲胆碱；胆碱能药物；吲哚美辛；促胰酶素；牛黄胆酸盐；甘氨胆酸盐
	降低	胆红素；钙离子
血三脂酰甘油	升高	胍乙啶；保泰松；可的松；碳酸盐；可乐定；甲氧氟烷；四环素
	降低	冠心平；呋塞米；甘露醇
二氧化碳结合力	升高	碳酸盐；醛固酮；皮质类固醇；依他尼酸
	降低	甲氧西林；硝基呋喃妥因；四环素；氨苯蝶啶；苯乙双胍；副醛；二巯基丙醇
乳酸脱氢酶	升高	哌替啶；吗啡；大麻；可待因
	降低	冠心平；维生素 C
血总蛋白	升高	X 线检查造影剂；葡萄聚糖；酚磺肽；氯苯丁酯；右旋糖酐；脂肪乳剂；氯化铵；氨基酸类药物；乙酰水杨酸；促肾上腺皮质激素；皮质类固醇；雄激素；血管紧张素
	降低	抗癫痫类药物；青霉素；利福平；三甲双酮
血清蛋白	升高	脂肪乳剂；维生素 C；氯丙嗪；黄体酮；呋塞米；秋水仙碱
	降低	肝素钠；青霉素；乙酰水杨酸；磺胺类；氯丙嗪；甲氨蝶呤；异烟肼；吩噻嗪类
尿糖	升高	皮质类固醇；吲哚美辛；异烟肼；过期四环素；阿司匹林；对氨基水杨酸；头孢噻吩钠；头孢噻啶；水合氯醛；辛可芬
	降低	维生素；左旋多巴；非那宗吡啶
尿 17－酮类固醇	升高	噻嗪类；奎尼丁；司可巴比妥；螺内酯；夹竹桃霉素；氨苯甲基；丁烷二醇
	降低	氯氮草；雌激素；避孕药；酚噻嗪类；利舍平；甲苯氨酯；丙磺舒；吩噻嗪类
尿 17－羟皮质类固醇	升高	乙酰唑胺；水合氯醛；氯氮草；甲丙氨酯；奎宁；螺内酯；氯丙嗪；秋水仙碱；红霉素；夹竹桃霉素；副醛
	降低	雌激素；避孕药；吩噻嗪类；利舍平
香草基杏仁酸	升高	阿司匹林；土霉素；青霉素；非那吡啶；磺胺类；愈创木酚甘油醚；咔酚生
	降低	吩噻嗪类；甲基多巴；丙米嗪；冠心平；胍乙啶类似物；单胺氧化酶抑制剂

续表

检测项目	结果	对检验结果影响的药物
尿 5 - 羟吲哚醋酸	升高	乙酰苯胺；非那西丁；喽酚生；利舍平；愈创木酚甘油醚
	降低	吩噻嗪类；异烟肼；甲基多巴；异丙嗪；乌洛托品；氯丙嗪；丙米嗪；单胺氧化物抑制剂
尿蛋白	升高	金、砷、锑化物；头孢吩钠；头孢噻啶；磺胺甲噁唑；甲苯磺丁脲
尿肌酐	升高	维生素 C；皮质类固醇；左旋多巴；甲基多巴；硝基呋喃类
	降低	雄激素；合成性固醇类药物；噻嗪类
尿钙	升高	雄激素；合成性固醇类药物；考来烯胺；皮质类固醇；维生素 D；甲状旁腺素注射剂
	降低	植酸钠；噻嗪类

（梁照锋）

附录 2　临床生物化学常规检验项目分析质量指标

检验项目	CV%	B%	TE%	指标等级
丙氨酸氨基转移酶	6.0	6.0	16.0	优
天门冬氨酸氨基转移酶	6.0	5.0	15.0	中
谷氨酰基转移酶	3.5	5.5	11.0	优
碱性磷酸酶	5.0	10.0	18.0	低
肌酸激酶	5.5	5.5	15.0	优
淀粉酶	4.5	7.5	15.0	中
乳酸脱氢酶	4.0	4.0	11.0	中
总蛋白	2.0	2.0	5.0	低
白蛋白	2.5	2.0	6.0	低
总胆红素	6.0	5.0	15.0	优
血糖	3.0	2.0	7.0	中
肌酐	4.0	5.5	12.0	低
尿酸	4.5	4.5	12.0	中
尿素	3.0	3.8	8.0	优
总胆固醇	3.0	4.0	9.0	中
三酰甘油	5.0	5.0	14.0	优
氯离子	1.5	1.5	4.0	低于低等
钠离子	1.5	1.5	4.0	低于低等
钾离子	2.5	2.0	6.0	中
钙离子	2.0	2.0	5.0	低于低等
镁离子	5.5	5.5	15.0	低于低等
铁离子	6.5	4.5	15.0	优
磷酸根离子	4.0	3.0	10.0	中

（梁照锋）

附录3　常用玻璃量器标称容量的允差标准（20℃，ml）

容量	量瓶				吸管				有分度完全流出式微量吸管
	一等		二等		无分度单标线吸管		有分度双标线吸管		
	量入式	量出式	量入式	量出式	一等	二等	一等	二等	
2000	±0.50	±1.00	±1.00	±2.00					
1000	±0.30	±0.60	±0.60	±1.20					
500	±0.15	±0.30	±0.30	±0.60					
250	±0.10	±0.20	±0.20	±0.40					
200	±0.10	±0.20	±0.20	±0.40					
100	±0.10	±0.20	±0.20	±0.40	±0.08	±0.16	±0.10	±0.20	
50	±0.05	±0.10	±0.10	±0.20	±0.05	±0.12	±0.08	±0.16	
40					±0.05	±0.12	±0.08	±0.16	
25	±0.03	±0.06	±0.06	±0.12	±0.04	±0.10	±0.05	±0.10	
20					±0.03	±0.06	±0.04	±0.08	
15					±0.03	±0.06	±0.04	±0.08	
11					±0.02	±0.04	±0.03	±0.06	
10	±0.02	±0.04			±0.02	±0.04	±0.03	±0.06	
5					±0.01	±0.03	±0.02	±0.04	
4					±0.01	±0.03	±0.02	±0.04	
2					±0.006	±0.015	±0.01	±0.02	
1					±0.006	±0.015	±0.01	±0.02	
0.5					±0.006	±0.015	±0.01	±0.02	
0.25					±0.006	±0.015	±0.01	±0.02	
0.2									±0.002
0.1									±0.001

（马　洁）

附录4 Grubbs 检验临界值表

测定次数（n）	显著性水平		测定次数（n）	显著性水平	
	0.05	0.01		0.05	0.01
3	1.135	1.155	29	2.730	3.086
4	1.426	1.493	30	2.745	3.103
5	1.671	1.700	31	2.759	3.119
6	1.822	1.944	32	2.773	3.135
7	1.938	2.097	33	2.786	3.150
8	2.032	2.221	34	2.799	3.164
9	2.110	2.323	35	2.811	3.178
10	2.174	2.410	36	2.823	3.191
11	2.234	2.484	37	2.834	3.204
12	2.285	2.549	38	2.845	3.216
13	2.331	2.607	39	2.856	3.228
14	2.372	2.658	40	2.867	3.239
15	2.409	2.705	41	2.877	3.250
16	2.443	2.747	42	2.886	3.261
17	2.475	2.785	43	2.896	3.272
18	2.504	2.821	44	2.905	3.282
19	2.531	2.853	45	2.914	3.292
20	2.557	2.884	46	2.923	3.301
21	2.580	2.912	47	2.931	3.310
22	2.603	2.939	48	2.940	3.319
23	2.624	2.963	49	2.948	3.328
24	2.644	2.987	50	2.956	3.337
25	2.663	3.009	60	3.03	3.41
26	2.681	3.029	70	3.08	3.47
27	2.698	3.049	80	3.13	3.52
28	2.714	3.068	90	3.17	3.56
			100	3.21	3.60

（梁照锋）

附录 5　对选择水平数据提供 5% 假失控率 χ^2 分布的选择百分点

自由度	2 水平	3 水平	4 水平
3	9.35	10.24	10.86
4	11.14	12.09	10.86
5	12.83	13.84	14.54
6	14.45	15.51	16.24
7	16.01	17.12	17.88
8	17.53	18.68	19.48
9	19.02	20.12	21.03
10	20.48	21.71	22.56
11	21.92	23.18	24.06
12	23.34	24.63	25.53
13	24.74	26.06	26.98
14	26.12	27.48	28.42
15	27.49	28.88	29.84
16	28.85	30.27	31.25
17	30.19	31.64	32.64
18	31.53	33.01	34.03
19	32.85	34.36	35.40
20	34.17	35.70	36.76
21	35.48	37.04	38.11
22	36.78	38.37	39.46
23	38.08	39.68	40.79
24	39.36	41.00	42.12
25	40.65	42.30	43.35

（胡正军）

附录6 选择概率（P）和自由度（df）的
临界 t 值（双侧区间检验）

自由度	$P=0.10$	$P=0.05$	$P=0.01$
2	2.92	4.30	9.92
3	2.35	3.18	5.84
4	2.13	2.78	4.60
5	2.02	2.57	4.03
6	1.94	2.45	3.71
7	1.90	2.36	3.50
8	1.86	2.31	3.36
9	1.83	2.26	3.25
10	1.81	2.23	3.17
12	1.78	2.18	3.06
14	1.76	2.14	2.98
16	1.75	2.12	2.92
18	1.73	2.10	2.88
20	1.72	2.09	2.84
30	1.70	2.04	2.75
40	1.68	2.02	2.70
60	1.67	2.00	2.66
120	1.66	1.98	2.62
∞	1.64	1.95	2.58

（胡正军）

附录 7　测量结果总数与临界值观察比例对照表

研究中测量结果总数（N)	临界值观察比例
20	85
30	87
40	88
50	88
60	90
70	90
80	90
90	91
100	91
150	92
200	92
250	92
300	93
400	93
500	93
1000	94

（胡正军）